QUESTIONS DE PERSONNE

RESTAURATION DU LANGAGE CHEZ L'APHASIQUE

Anny LANTERI

De Boeck Université

Printed in Belgium

ISSN 0779-9179
ISBN 2-8041-2036-8

D 1995/0074/11

Ma reconnaissance
va au professeur Michel Poncet.
Ce livre doit beaucoup à ses enseignements qui m'ont fait découvrir l'aphasie.

Introduction

L'objectif de cet ouvrage est de communiquer, d'abord aux orthophonistes ensuite à tous ceux qui s'intéressent aux troubles du langage, une méthode de rééducation pour l'aphasique.

Les données de l'évaluation et des techniques rééducatives sont objectives et par conséquent généralisables.

La méthode de restauration fonctionnelle qui est proposée est un instrument de travail. Il est forgé depuis plus de 20 ans par une pratique quotidienne dans un service de neurologie, et il s'est enrichi de la réflexion d'un enseignement.

L'orthophoniste est amené à restaurer le langage de l'aphasique parce qu'il n'existe à présent aucune thérapeutique médicale pour prévenir ou guérir cette affection quand elle ne régresse pas spontanément. L'acte rééducatif est fondé parce qu'on connait la réversibilité de l'aphasie. En effet on constate d'une part qu'à la lésion anatomique indélébile s'oppose la potentialité d'une récupération fonctionnelle totale, et d'autre part l'effet de la rééducation. La méthode anatomoclinique retient le critère typologique, et dans cette approche l'orthophoniste se pose cette première question : « A quel type d'aphasie ai-je affaire ? » Pour répondre il faut identifier, dans le cadre d'un bilan, une symptomatologie spécifiée en écartant d'autres signes non pertinents. Cette symptomatologie traduit le type de l'aphasie. C'est une étape essentielle où intervient l'expérience. Ensuite les techniques rééducatives sont déterminées par le type de l'aphasie, et secondairement par sa sévérité. La méthode rééducative exposée dans cet ouvrage se situe dans le cadre théorique de la méthode anatomoclinique. Elle est habituelle dans un service hospitalier. Cette approche permet de distinguer des syndromes aphasiques. Ils sont groupés dans des classifications typologiques. Les classifications et leurs taxonomies varient selon les auteurs, mais le critère typologique est constant et elles sont établies généralement à partir d'étiologies vasculaires. Les descriptions des tableaux présentés ici empruntent à différentes classifications neurophysiolinguistiques. Aux typologies originelles de Broca et de Wernicke s'ajoute en particulier celle de A. R. Luria parce qu'elle permet de distinguer un grand nombre de types d'aphasies. L'expérience prouve que plus on identifie de types, plus l'observation clinique s'enrichit et s'affine, et mieux on restaure le langage. Luria a donné beaucoup d'importance à la rééducation dans ses travaux, et certaines de ses techniques sont reprises telles quelles ou modifiées.

L'approche anatomoclinique n'est pas exclusive d'autres approches qui permettent une connaissance de l'aphasie et engendrent des méthodes rééducatives autres, comme par exemple l'approche cognitiviste très utilisée à présent.

Les techniques rééducatives n'ont pas le même impact sur l'aphasie. Il convient de constater que certaines rééducations échouent. Ce constat amène certains aphasiologues à demander que l'effet de l'action rééducative soit démontré. Une définition des techniques utilisées éclaire ce problème, et dispose à plus de compréhension. Les techniques que nous utilisons peuvent entrer dans deux rubriques :

- D'une part celles qui mettent en œuvre la stimulation. Ce sont les plus utilisées parce qu'elles concernent la majorité des aphasies. Elles conviennent aux aphasies de Broca, Wernicke et à leurs formes apparentées. Ce sont souvent les formes dites communes provoquées par des lésions polaires de la zone du langage. Ces aphasies réagissent bien à la stimulation parce que les patients ont conservé des traces ou reliquats de langage. Ces éléments donnent prise aussi à la réacquisition spontanée. Dans ces types d'aphasie il n'est pas possible de faire la part respective de la récupération naturelle et de celle obtenue par les techniques mises en œuvre. Ce qui est certain, c'est qu'il y a conjugaison des deux actions dans le processus de la récupération.
- D'autre part celles qu'on peut qualifier de techniques de substitution parce que les reliquats sont absents ou hors d'atteinte et que la stimulation est sans effet. Dans ce dernier cas il faut mettre en place des apprentissages pour créer des processus neuropsychologiques. La récupération dépend entièrement de l'efficacité des techniques utilisées, et l'action rééducative devient évidente. Les techniques d'apprentissage apparaissent actuellement comme très minoritaires car elles s'appliquent à un petit nombre d'aphasies. Celles-ci sont globalement moins sévères que le groupe des aphasies sensibles à la stimulation. Elles se différencient aussi par leur site lésionnel et leur symptomatologie. Les lésions sont médianes, équidistantes des deux pôles de la zone du langage. Elles sont souvent citées comme aphasies mixtes.

Mais les données de la récupération sont complexes et excèdent les techniques mises en œuvre. L'étiologie, l'étendue, le site et la multiplication des lésions, les complications telles l'épilepsie, l'âge avancé, un dynamisme physiologique médiocre, les troubles dits associés, constituent des facteurs d'aggravation difficiles à maîtriser. En outre la récupération ne peut pas être ramenée à des données objectives. La personnalité de l'aphasique intervient et de ce fait il est lui-même acteur de la récupération. Une aphasie légère peut être éprouvée comme une gêne insurmontable, intolérable sur tous les plans du vécu. L'aphasique peut être dépressif, perdre tout espoir et se détourner d'une rééducation pourtant simple et efficace. Au contraire un autre patient très sévèrement atteint va récupérer grâce à sa motivation, sa constance, et à une attitude de coopération. En regard des aléas venant de la personnalité de l'aphasique, de la relation interpersonnelle aphasique-orthophoniste, de l'environnement familial, il est nécessaire que nous puissions compter sur notre technicité.

Mon expérience professionnelle m'a permis d'éprouver les techniques que je développe dans cet ouvrage. Je pense être guidée par l'empirisme et c'est pour cette raison que j'ai choisi de m'exprimer dans une langue courante c'est-à-dire excluant les conventions traditionnelles d'une écriture scientifique. L'ambition de cet ouvrage est de mettre à la disposition, spécialement de mes jeunes collègues, un outil de travail confirmé, pour les aphasiques.

□

Structure de l'ouvrage

Nous avons construit le volume en 15 chapitres ainsi répartis :

1 Chapitres de 1 à 14

Les différents tableaux d'aphasies

A chaque chapitre correspond un type d'aphasie ou un groupement de formes dérivées d'un même type qu'on associe habituellement[1]. Chaque tableau aphasique comporte une description clinique et la rééducation qui l'assortit.

1 Notons que le même terme « l'aphasique » que nous avons utilisé indifféremment dans toutes les descriptions doit toujours être rapporté au type de l'aphasie qui le spécifie dans le chapitre considéré, par exemple : « l'aphasique » est un aphasique de Broca dans le chapitre « l'aphasie de Broca », etc.

Les techniques sont détaillées avec exercices à l'appui.
Une annexe par chapitre donne des échantillons de matériau linguistique.
Chaque type aphasique est illustré par une étude de cas.

2 Chapitre 15
Remarques terminales
Ce chapitre fait la synthèse des caractères généraux de la restauration du langage de l'aphasique en mentionnant les buts du bilan, les principes de la rééducation, les autres méthodes utilisées et une conclusion.

3
- Un petit lexique aphasiologique,
- banque de tests,
- outils complémentaires,
- bibliographie sélective.

1

L'aphasie totale

Définition et caractères généraux

Dans les deux grandes formes d'aphasie totale, l'Aphasie Totale de Déjerine et La Grande Aphasie de Wernicke, le patient perd à la fois son langage et de sa capacité de communication.

- Pour l'une, on observe une inhibition des sphères linguistique et gestuelle avec une apraxie bucco-faciale constante. L'aphasique est privé à la fois des mots et des possibilités mimiques et gestuelles capables de compenser la perte linguistique.
- Pour l'autre forme, à l'opposé, on constate une désinhibition généralisée de tout le comportement. Celle-ci se manifeste par une désorganisation du langage dans le jargon, un désordre gestuel dans l'apraxie spatiale, idéo-motrice et idéatoire, et une dysharmonie dans l'expression des affects marquée par de l'excitation. Le pronostic de récupération est sombre. Il peut inciter l'orthophoniste à recourir à des techniques de communication non verbale. Mais il est difficile de prendre la décision de renoncer à la restauration du langage.

Nous choisissons dans cet ouvrage de la distinguer de l'aphasie globale. Nous préférons définir l'aphasie globale comme une aphasie de symptomatologie très proche de l'aphasie totale mais de sévérité moindre. On a l'habitude de distinguer deux formes types d'aphasie totale. L'une est l'Aphasie Totale de J. Déjerine, appelée aussi La Grande Aphasie de Broca. L'autre est la Grande Aphasie de Wernicke. Dans ces deux aphasies dont beaucoup d'aspects s'opposent, on observe également une dissolution des valeurs linguistiques sur les deux versants du langage. Les perturbations dues aux troubles dits associés sont toujours présentes dans les deux types. On peut aussi observer une Aphasie totale réunissant les deux symptomatologies (voir l'exemple illustratif présenté).

1 La grande aphasie de Broca ou aphasie totale de Déjerine

Elle est causée par une ou plusieurs lésions qui intéressent tout le territoire superficiel et profond de l'artère sylvienne gauche.

1.1 Description des perturbations

C'est l'aphasie la plus fréquente dans les services hospitaliers pour les patients encore sous le coup de l'accident vasculaire cérébral. L'hémiplégie droite est massive, l'apraxie idéo-motrice peut être bi-latérale pour les gestes manuels, l'apraxie bucco-faciale est constante. Le langage a disparu. L'expression est mutique, la compréhension verbale hors d'atteinte. Le patient n'est plus en état de communiquer, il est souvent prostré. Il est assisté pour ses besoins quotidiens, se mouvoir et se nourrir. Dans cette phase aiguë, l'aphasie est minimisée. D'une part l'état physique est plus préoccupant et d'autre part l'entourage du patient a tendance à croire que l'amélioration de l'état médical entraînera automatiquement le rétablissement du langage. La stabilisation de l'état médical permet à l'orthophoniste de faire le point. On constate que toutes les activités intellectuelles sont touchées ou inhibées. Les épreuves permettant un bilan ne peuvent être proposées que peu à peu. L'ensemble des perturbations évoque alors une typologie complexe qu'on peut interpréter comme l'accumulation de deux ou plusieurs aphasies dont les symptomatologies s'entremêlent.

1.2 Rééducation

Il faut rééduquer le plus tôt possible, ce qui veut dire dès que l'état général de l'aphasique est satisfaisant, et qu'il est vigile. La prise en charge précoce prévient la survenue de conduites compensatoires négatives, par exemple une stéréotypie. Dans le cas d'une aggravation ou d'une rechute, il convient d'arrêter momentanément l'entraînement. C'est une rééducation non spécifique. On utilise la stimulation multi-modale qui permet la libération de performances intellectuelles simplement inhibées. Dans ce premier temps, il s'agit davantage d'une action de déblocage de toute la sphère intellectuelle que d'une réacquisition fonctionnelle. (Nous ne ferons que mentionner les techniques rééducatives, car elles sont détaillées dans les tableaux typologiques spécifiés dans la suite de l'ouvrage).

1.2.1 La compréhension orale

On utilise

- Les situations de désignation d'objets présents dans la pièce où se trouve le patient, de parties du corps sur le patient ou l'orthophoniste, de désignation d'images d'objets présentés en choix multiple.
- Les ordres d'exécutions simples comme : « donnez-moi la main, prenez le verre qui est devant vous, montrez-moi la porte, etc. »

En cas d'échec, on utilise des facilitations verbales contextuelles, prosodiques, mimiques ou écrites. (Se reporter à la rééducation de l'Aphasie de Wernicke pour un exposé complet).

1.2.2 L'expression orale

Le déficit lexico-syntaxique entraîne la suppression expressive. On essaye d'obtenir la dénomination des objets familiers et usuels qui se trouvent près du patient. Il est rare que la seule question « qu'est-ce que c'est ? » soit suivie d'effet. Les techniques de démutisation sont nécessaires : aide mélodique, fin de phrases obligées etc. (Se reporter à la rééducation de l'Aphasie de Broca)

1.2.3 L'apraxie et l'articulation

Le mutisme est causé en partie par l'anarthrie. On rééduque l'apraxie idéo-motrice avec la production de gestes, sans finalité, d'actions, symboliques, sur imitation et sur ordre verbal oral ou écrit, selon les cas. Pour l'apraxie constructive et graphique on propose des reproductions de dessins, lettres et chiffres pour la réacquisition des formes, positions, orientations. On fait exécuter des praxies bucco-faciales telles qu'ouvrir la bouche, tirer la langue etc. directement sur ordre, ou sur imitation. On réactive le système phonémique et on entraîne la combinatoire. (Se reporter à la rééducation de l'Aphasie de Broca pour un exposé complet).

1.2.4 Le langage écrit

En général les performances orales/ écrites sont similaires. Le langage écrit est utilisé d'abord comme facilitation du langage oral le cas échéant, et il est rééduqué en tant que tel de façon systématique par la suite.

1.3 L'évolution

La Grande Aphasie de Broca est la forme d'aphasie la plus sévère. Sa gravité se traduit par la durée et la fréquence des interventions rééducatives et par son mode d'évolution. Dans les cas les plus favorables, l'aphasie devient une aphasie de Broca forme commune qui, à son tour, peut soit faire place à une forme d'aphasie expressive légère soit régresser complètement. Dans les autres cas l'aphasie n'évolue que très lentement au cours des années, avec une amélioration marquée seulement sur le versant compréhension, celle-ci n'atteint cependant qu'un niveau élémentaire. Lorsque la rééducation n'a pas les effets escomptés et que l'aphasique souhaite maintenir la prise en charge orthophonique, certaines techniques non verbales sont préconisées qui sont présentées dans le dernier chapitre de l'ouvrage.

2 La grande aphasie de Wernicke

Une ou plusieurs lésions affectent l'ensemble du territoire sylvien postérieur gauche dit Zone de Wernicke avec atteinte cortico-sous corticale.

2.1 Description des perturbations

Elle est observée plus fréquemment chez des patients âgés. L'aphasique ne se présente pas comme un malade. Sa motricité n'est pas altérée. Anosognosique de son trouble de langage, il ne réalise pas bien la raison de sa présence à l'hôpital. Ce n'est que peu à peu qu'il prend conscience de son problème linguistique. La symptomatologie aphasique est celle d'un aphasique de Wernicke de grande sévérité : une perte du décodage linguistique, une expression très peu informative, jargonnée, qu'elle soit logorrhéique ou réduite. Le « jargon réduit » s'accompagne souvent d'une apraxie bucco-faciale. (Se reporter au tableau d'aphasie de Wernicke.) Les troubles associés qui aggravent considérablement la perte linguistique rendent la symptomatologie hétérogène. On peut observer une apraxie idéo-motrice, une apraxie idéatoire, une désorientation temporo-spatiale accompagnée d'une amputation du champ visuel. Ces troubles instrumentaux qui se manifestent dans un contexte d'anosognosie rendent le patient inadapté à son milieu.

2.2 La rééducation

Les techniques utilisées sont essentiellement celles de l'aphasie de Wernicke (se reporter à ce tableau).

Les troubles associés disparaissent souvent spontanément, et de façon plus variable pour l'hémianopsie. La persistance de l'apraxie bucco-faciale est un mauvais pronostic.

2.3 L'évolution

On observe des récupérations spontanées. Inversement lorsque l'aphasie est durable, les conditions d'une prise en charge orthophonique ne sont généralement pas favorables. Le patient lui-même ne demande pas de rééducation puisqu'il ne ressent pas son trouble. Étant âgé, il est souvent seul, ayant perdu son conjoint. Les troubles associés, les modifications du comportement interprétés de façon péjorative font choisir pour lui le placement en Institution. Lorsque la rééducation s'effectue dans les conditions habituelles, l'aphasie évolue vers une aphasie de Wernicke forme commune, avec les techniques appropriées, la récupération peut être complète.

3 Exemple illustratif de l'aphasie totale

Monsieur N.O. droitier, 70 ans, niveau scolaire supérieur, profession : encore en exercice, activité intellectuelle.

3.1 Dossier médical

A.V.C. : massif avec perte de connaissance alors que le patient était debout. Hémiplégie droite avec aphasie.

Scanner : sans injection de produit de contraste : hypodensité dans la région temporale gauche, dans les régions des noyaux gris centraux gauches : capsule interne, noyau lenticulaire, capsule externe, corps du noyau caudé, d'allure séquellaire. Ramollissement dans le territoire sylvien profond gauche.

3.2 Bilan orthophonique de départ

Le patient étant hospitalisé, les performances sont nulles. Diagnostic posé : Aphasie de type Grande Aphasie de Broca, mais l'aphasie totale semble devoir évoluer rapidement vers une aphasie globale plus limitee pour les raisons suivantes :

- l'apraxie bucco-faciale n'est pas massive.
- le mutisme peut céder à une stimulation et faire place à quelques fragments de langage automatique. L'ébauche orale facilite l'émission.

On obtient quelques désignations d'images entre trois images sans lien sémantique et quelques désignations des parties du corps.

3.3 La rééducation

Lors de la première séance, on lui demande de désigner des objets dans sa chambre : il échoue, la désignation d'objets sur image est meilleure. Nous l'exerçons à réaliser des mouvements bucco-faciaux, et des praxies de phonèmes, il réussit sur imitation, mais échoue sur ordre. Il réussit les chiffres, les jours, il échoue aux mois de l'année.

Au cours des séances suivantes, il lui est demandé de désigner du matériau usuel. Sur entrée orale on lui fournit le nom de l'image ou sa description, ou on énonce sa définition usuelle, son utilisation habituelle, ses caractéristiques. Le sujet peut recevoir un stimulus assez long pourvu qu'il soit simple et facilité par une représentation visuelle. Il se montre capable, assez vite, d'associer une histoire séquentielle et son texte. Il manifeste son intérêt et son choix pour travailler avec l'écrit.

Du point de vue de l'expression, la progression est plus lente. L'expression automatique n'apparaît guère qu'en situation proposée. La dénomination reste quasi-nulle.

L'expression spontanée se manifestera davantage en dehors des séances orthophoniques avec la kinésithérapeute et surtout avec son épouse. Après un coup de téléphone qui l'avait contrarié, il dit à sa femme « ça m'intéresse pas ! »

Dans les fins de phrases automatiques de même qu'en dénomination, on observe à la fois des approches phonétiques et des erreurs phonémiques. Nous l'invitons à utiliser sa main gauche pour l'écriture, en attendant une éventuelle récupération de la main droite. Les productions sont quasi-nulles, réduites à quelques néographies ou une paragraphie verbale sans rapport avec le mot cible. La mauvaise qualité graphique évoque une apraxie de la main gauche.

A l'issue d'une rééducation intensive de trois semaines à raison de trois à quatre séances journalières souvent reprises et prolongées par son épouse qui demande à assister aux séances, le bilan montre des performances sur les deux versants (voir profil du HDAE en annexes 1 et 2). On peut remarquer qu'il est très proche du profil standard d'aphasie mixte.

Le patient quitte alors l'hôpital pour un centre de rééducation fonctionnelle.

3.4 Commentaire du profil Z- score

L'épreuve 05, logique et raisonnement, est la plus élaborée et la plus difficile. Or chez notre patient elle est meilleure que des épreuves jugées plus faciles, la désignation des parties du corps 03 et l'exécution d'ordres 04. Cette réussite relative de l'épreuve 05 s'accorde avec la tendance du patient à recourir spontanément à l'écrit. On note ainsi qu'il a conservé un certain niveau de compréhension de la linéarité du récit, à l'oral comme à l'écrit. A contrario, les mauvaises performances dans les épreuves 03 et 04 peuvent être interprétées comme la présence d'une composante d'Aphasie Sémantique de son aphasie (voir chapitre X). La production de quelques automatismes verbaux dans l'expression libre, épreuves 06 et 07, et de quelques répétitions de phrases simples, épreuve 14, et ce malgré des paraphasies phonémiques et verbales, témoigne d'une dynamique expressive. L'expression est mixte par le fait qu'elle comporte à la fois des déviations phonémiques et verbales et des déformations articulatoires. Cependant on constate que le « phonémique » prend peu à peu le pas sur le « phonétique » au fur et à mesure que des automatismes verbaux se libèrent. Le profil ne rend pas compte des tentatives presque réussies de sa lecture à haute voix puisque la norme de correction annule la phrase après une seule erreur. La dénomination sur images lui permet d'exploiter sa facilitation visuelle, à l'exception des parties du corps pour la raison que nous avons indiquée plus haut (voir chapitre 10).

HDAE-E

Nom : Monsieur NO

PROFIL DE L'EXPRESSION ORALE SPONTANÉE
à établir d'après l'épreuve de conversation et langage spontané

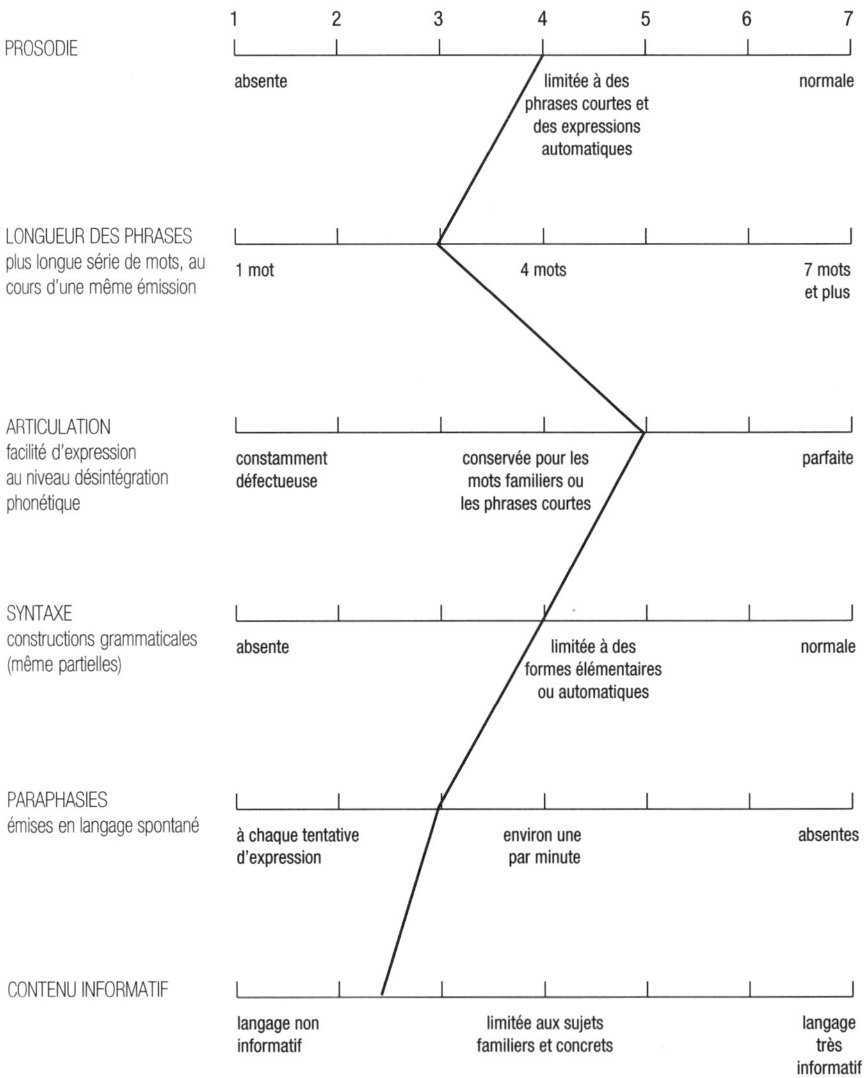

Observations Note de compréhension échelle en 7 points 4/7 (B.D.A.E.)
Soit tranche Wernicke limite
Aphasie Globale – évolution en 3 semaines d'une aphasie totale après rééducation intensive

Monsieur NO

Profil Z-score à établir d'après les subtests de 02 à 36

M

GRAVITÉ	01		0 1 2 3 4 5
COMPRÉHENSION ORALE	02	Discrimination verbale	13 20 25 30 35 40 45 50 55 60 65 70 72
	03	Parties du corps	5 10 15 20
	04	Ordres	0 5 10 15
	05	Logique, raisonnement	0 2 4 6 8 10 12
FLUENCE	06	Réal. arthrique	1 2 3 4 5 6 7
	07	Longueur phrases	1 2 3 4 5 6 7
	08	Agilité verbale	0 2 4 6 8 10 12 14
LANGAGE AUTOMATIQUE	09	Séries	0 2 4 6 8 9
	10	Récitation	0 1 2
RÉPÉTITION	13	Mots	0 2 4 6 8 10
	14	Phrases concrètes	0 2 4 6 8
	15	Phrases abstraites	0 2 4 6 8
LECTURE HTE VOIX	16	Mots	0 5 10 15 20 25 30
	17	phrases	0 2 4 6 8 10
DÉNOMINATION	18	D. par contexte	0 5 10 15 20 25 30
	19	D. images	5 15 25 35 45 55 65 75 85 95 105
	21	Enumération animaux	0 2 4 6 8 10 12141618 2023
	20	D. parties du corps	0 5 10 15 20 25 30
TRANSFORMATIONS APHASIQUES	22	P. phon. ,néol. morph.	16 14 12 10 8 6 4 2 0
	23	P. verb. synt.	24 22 20 18 16 14 12 10 8 6 4 2 0
	24	Jargons	16 14 12 10 8 6 4 2 0
COMPRÉHENSION ÉCRITE	25	Discrimination littérale	4 6 8 8 10
	26	Réc. verbale	2 4 6 8
	27	Mots épelés	0 2 4 6 8
	28	Mots-images	0 2 4 6 8 10
	29	Lecture textes	0 2 4 6 8 10
ECRITURE	30	Graphisme	0 1 2 3
	31	Ecriture automatique	0 5 10 15 20 25 30 35 40 45 47
	32	Dictée	0 2 4 6 8 10 12 14 15
	34	Dénom. écrite	0 2 4 6 8 10
	33	Evocation graph.	0 3 5 7 9 10
	36	Dictée de phrases	0 2 6 8 10 12
	35	Description	0 1 2 3 4
MUSIQUE	11	Chant	0 1 2
	12	Rythme	0 1 2

M

2

L'aphasie de Broca

Définition et caractères généraux

L'aphasie de Broca est la plus représentative des aphasies expressives. Elle est certainement la plus connue et la mieux identifiée des aphasies. Les déformations articulatoires frappent immédiatement l'oreille de l'interlocuteur, et la diminution du flux de parole, qui peut aller jusqu'au mutisme, rend évident le manque du mot. Elle est le prototype de l'aphasie non-fluente. Elle est l'aphasie la plus illustrative du Principe de dissociation automatico-volontaire qui constitue un ressort efficace de la restauration linguistique.

Elle est appelée aussi Aphasie de Broca forme commune ou Aphasie motrice. La lésion responsable intéresse généralement le pied et le cap de la troisième circonvolution frontale de l'hémisphère gauche. Pour le Neuropsychologue Henri Hécaen c'est une aphasie expressive qui correspond à deux tableaux distincts : « aphasie de réalisation phonémique » et « aphasie de réalisation syntaxique ». En effet l'expression du Broca se caractérise par un double déficit : l'agrammatisme affecte les unités de signification, la désintégration phonétique affecte les signifiants. Pour A.R. Luria c'est une aphasie efférente. Il en fait une approche physiologique : la perturbation responsable est une inhibition du mouvement qui permet le passage continu des impulsions nécessaires à une réalisation séquentielle des mouvements, des gestes, et aussi des sons linguistiques. L'aphasique de Broca présente généralement des troubles associés au trouble expressif. L'apraxie bucco-faciale est constante au départ et l'hémiplégie fréquente. Tout de suite après l'accident vasculaire le tableau ressemble à celui d'une Grande Aphasie de Broca. L'aphasique est mutique, figé, non communicatif. Quand on le sollicite, il semble bien comprendre mais ne peut répondre. Il ne fait pas de gestes pour compenser la difficulté verbale, même s'il n'est pas hémiplégique. Il ne cherche pas non plus à écrire, alors qu'il est capable d'écrire quelques mots à la demande. Il est aussi capable de lire globalement quelques mots, mais ne le fait pas spontanément. Si la compréhension peut être considérée comme normale dans la conversation courante, elle n'est pas entièrement conservée pour des phrases longues et complexes, ou un énoncé. Mais le trouble expressif est le trouble prédominant, et il redevient assez vite l'auditeur qu'il était avant l'accident. En revanche il reste entravé comme locuteur de façon significative. Le flux expressif est réduit, l'articulation et la prosodie sont incorrectes.

1 L'agrammatisme

1.1 Description des perturbations

Son expression se présente ainsi : le mutisme dépassé, il est capable de choisir quelques mots qu'il énonce un à un avec les troubles articulatoires caractéristiques. Mais il est dans l'impossibilité de les relier les uns aux autres dans le contexte de la phrase. Les mots énoncés sont généralement ceux qu'il a ciblés, ou des paraphasies verbales sémantiques, c'est-à-dire des synonymes. Les mots choisis sont presque toujours des noms communs. Il s'exprime donc dans une très grande réduction du flux de parole, où un substantif remplace souvent toute une phrase. Son choix de mots est donc limité puisqu'il privilégie une classe lexicale et en évite d'autres de façon systématique. En effet il omet ceux qui servent à construire le contexte de la phrase : les mots appartenant aux catégories grammaticales majeures, avec une nette prééminence du substantif, sont susceptibles d'être émis, contrairement aux mots des catégories mineures, dont principalement les fonctionnels qui disparaissent. Le déficit est morphosyntaxique. Dans les cas sévères, et au début de l'aphasie, l'agrammatisme entraîne un mutisme. Il peut alors se répercuter sur l'autre versant du langage et produire un trouble de compréhension passager. Une sidération mentale peut bloquer totalement l'émission verbale. Elle cède toujours spontanément et plus rapidement sous l'effet rééducatif. L'agrammatisme se manifeste dans la « Réduction ». L'aphasique est économe de ses mots. Il cherche à donner une information significative en peu de mots : par exemple, « Arrivée dimanche 15, midi, gare. baisers. Germaine » On a l'habitude de dire qu'il a un style télégraphique. Au fur et à mesure de la récupération, s'ajoutent des mots de catégories majeures : des adjectifs et des déterminatifs du nom. Le groupe nominal sujet se développe au détriment du prédicat. Par exemple une patiente à laquelle on demande de trouver un verbe pour construire une phrase avec /maison/, dit « la petite maison qui est au bord de la mer, ... elle est belle ». Quelques verbes sont introduits parcimonieusement et à la forme infinitive. Autre exemple, une patiente parle de ses difficultés : « les chiffres, les sons, comprends pas ». Les accords de genre et de nombre sont plus vite réutilisés que les désinences verbales. Les verbes sont peu informatifs, ils sont plutôt polyvalents comme /faire/ et l'auxiliaire /être/ est préféré aux verbes d'action.

Le développement ontogénétique du langage est pris en compte dans la rééducation de l'agrammatisme car la dissolution fonctionnelle renvoie au stade du mot phrase chez le jeune enfant. Ce point de vue aide à l'établissement des techniques rééducatives et de la progression.

1.2 Rééducation de l'agrammatisme

1.2.1 La démutisation

On fait resurgir un nom ou un syntagme en situation « d'automatisme expressif ».

On a l'habitude d'appeler le premier temps de cette restauration la démutisation. Cette technique est utilisée seulement si l'aphasique ne parle plus. On saute cette étape s'il utilise quelques mots, spontanément, ou en réponse à des questions, et par exemple s'il peut dire quelques noms d'objets. Souvent on le démutise au moment où il est hospitalisé, dans le cadre d'une désinhibition générale. La période de mutisme est variable. Elle est très courte dans les cas favorables. Elle est franchie alors en une seule séance. Elle peut être résumée ainsi : on fournit une situation dans laquelle on suppose que des mots seront émis. Cette situation facilitatrice est la mélodie d'une chanson connue du malade. Est-ce que cette production mobilise l'hémisphère gauche ou l'hémisphère droit ? On peut penser que l'hémisphère droit intervient en venant seconder l'hémisphère gauche. En effet, nous savons que l'hémisphère droit intervient dans notre compétence musicale. Les comptines, les chansons de l'enfance, les chansons très populaires contemporaines du patient, par exemple en France « le petit vin blanc » ou « les feuilles mortes » et bien sûr, la Marseillaise, hymne national etc. vont pouvoir resurgir quand on lui demandera de chanter avec nous. Il existe un lien solide qui unit paroles et musique pour ces apprentissages de la petite enfance, ou plus tardifs, où entrent les sentiments. Par exemple un aphasique habitant la Corse, a pu retrouver « Tchi-Tchi », à la suite de « A la bella Catharina » la chanson de Tino-Rossi, et sortir du mutisme.

On doit l'encourager énergiquement. On chante à l'unisson puis on le laisse continuer seul. Il faut bien sûr lui en expliquer le but, car ce peut être choquant de faire chanter un malade qu'on vient soigner. Il faut le convaincre, car en réalité il n'a nulle envie de chanter dans l'état où il se trouve, alité, perfusé, paralysé... Et très souvent, à son propre étonnement, alors qu'il n'a pas prononcé une parole depuis plusieurs jours, il s'entend chanter mais surtout il s'entend dire à nouveau des mots : « Il pleut, il pleut ber...gère rentre tes blancs mou...tons ». L'émotion peut le submerger lorsqu'il retrouve des mots après un long mutisme. On commence par laisser en suspens la dernière syllabe du mot qu'on l'engage à compléter, puis un mot entier, puis on le laisse continuer seul. La première tentative n'est pas toujours réussie. Dans certains cas il faut plusieurs séances, dans d'autres cas il faut renoncer, du moins pour un temps, à obtenir la moindre syllabe, conséquence d'une aphasie de Broca sévère ou d'aphasie totale. Dans ce cas d'autres signes viendront confirmer la sévérité de l'atteinte. Cette technique de démutisation n'est pas un apprentissage. Il ne s'agit pas de réapprendre ces chansons au malade, mais de provoquer leur production spontanément. On utilise tout le répertoire connu en passant de l'une à l'autre jusqu'à ce que se produise une réaction spontanée. Mais une fois obtenus quelques mots de l'une, on est certain d'obtenir quelques mots des autres chansons connues. C'est bien la preuve de la reprise d'un processus. Ce but atteint, on abandonne ce genre de stimulation. Il s'agit donc de techniques de déblocage, qui en même temps qu'elles rééduquent, font la preuve d'une conservation même rudimentaire d'une expression dite « automatique ». Pour réactiver plus sûrement le processus automatique, on change de chanson à chaque fois en variant l'ordre pour éviter l'apparition d'une stéréotypie. Cette période initiale est sensible aux persévérations, aux productions réitérées et incontrôlées, aux compensations négatives en général. La stéréotypie est une production probablement compensatoire, mais parasitaire pour la restauration comme nous l'avons déjà dit. L'aphasique l'émet de façon irrépressible à la place de tout autre mot et à son insu. Et plus on attend pour la lui faire réprimer et plus il est difficile de la faire disparaître. En présence d'une stéréotypie, il faut éviter de mettre le patient en situation de parler. Le versant expression est sollicité en excluant la sonorisation. On entraîne les praxies oro-verbales sur ordre sans articulation des phonèmes. On les remplace par des bruitages et des onomatopées. La finalité linguistique est ainsi masquée. Lorsque l'aphasique est resté un certain temps sans utiliser sa stéréotypie, il l'a oubliée. Puis on reprend la progression habituelle. En attendant il faut exercer le versant compréhension. Car au début d'une aphasie de Broca avec stéréotypie la compréhension est touchée.

1.2.2 Exploitation de la loi de dissociation automatico-volontaire : les fins de phrases

Nous avons décrit la démutisation comme un déblocage capable de faire resurgir des automatismes verbaux. D'autres exercices vont réactiver des productions linguistiques automatiques. Après la mobilisation de l'expression automatique, l'expression volontaire, incitée par l'aphasique lui-même sera progressivement sollicitée. Le bref rappel suivant justifie la progression rééducative.

La fonction linguistique est exercée à deux niveaux. L'automatique est archaïque, solide mais rudimentaire et frustre, au contraire le volontaire est complexe, subtil, toujours renouvelé, au service de la pensée jaillissante. Le premier est fait de stéréotypes, formulations préétablies, toutes faites, adaptées à des situations linguistiques rodées. Il véhicule une information confortée par l'usage et les habitudes culturelles. Le second répond à l'exigence constante de l'expressivité de la pensée, c'est celui d'une créativité nécessaire et permanente pour communiquer. Il est fragile. La pathologie désintègre toujours en premier le niveau le plus élaboré. L'aphasique perd d'abord le langage volitionnel. Le langage le plus courant, le plus banal, resurgit en premier. La rééducation s'appuie totalement sur cette loi physiologique. Nous entraînons le langage automatique dès que l'aphasique est démutisé. Le procédé consiste à induire la réponse de l'aphasique. Une phrase « contraignante » est proposée, sorte de moule verbal dans lequel les mots viennent se couler facilement.

Après la mélodie on utilise la continuation des séries automatiques : compter 1, 2, 3 ... au besoin on prend la main du patient et on compte ses doigts, il compte à l'unisson, puis on le fait continuer seul : comptage des jours de la semaine, des mois de l'année, des saisons, l'alphabet, les notes de la gamme, les points cardinaux etc. on utilise aussi des savoirs personnels : par exemple, un prêtre récitait facilement les prières, alors que spontanément et en dénomination ses productions étaient nulles.

Voici un échantillon de matériau linguistique à titre d'exemple :

- les proverbes et adages :
  Petit à petit l'oiseau fait son ... Il ne faut pas vendre la peau de l'ours ... avant de l'avoir ... etc. On dit têtu comme un ...
- les fins de phrases usuelles, toutes faites :
  je bois dans un ... je dors dans un ... le soir je regarde la ... je me lève dès que le réveil ...
- phrases stéréotypées :
  le médecin soigne les ... le coiffeur coupe les ...

On exploite le répertoire des métiers et des actions qui les caractérisent. L'orthophoniste doit trouver quantité de phrases sans lasser, sans ennuyer, et les renouveler pour éviter de mobiliser un processus d'apprentissage car il s'agit d'une réactivation.

Insensiblement on passe d'un niveau simple à un niveau de langage plus élaboré. On propose un moule phrastique moins contraignant et moins facile à exploiter par exemple cette phrase : étant très pressé, au lieu de prendre l'autobus j'ai pris un ...

1.2.3 La dénomination

La situation de dénomination est proposée quand l'aphasique n'est pas mutique.

On poursuit en parallèle les exercices de complètement de phrases contraignantes de l'étape précédente. Le fait de présenter à un aphasique un objet ou l'image d'un objet permet souvent d'obtenir l'émission du mot correspondant. Il y a une liaison étroite entre la vue d'un objet ou d'une image et sa représentation phono-articulatoire ; pas de communauté structurelle au sens étroit du terme mais probablement une proximité. A l'origine ce lien s'est crée dans l'apprentissage du nom de l'objet où vision et langage coopèrent. C'est une liaison durable. Les images doivent être pictographiquement simples. Elles doivent représenter un dessin isolé, courant et familier. Il faut aussi éviter les signifiants complexes à cause de la désintégration phonétique. On choisit des mots mono ou disyllabiques comme maison, café etc. On doit accepter les erreurs articulatoires car leur correction articulatoire n'est pas ici le but poursuivi. On peut accepter par exemple /Tafé/ pour /café/. Lorsque la dénomination est impossible, on propose un autre renforcement visuo-verbal qui est le mot écrit qu'on place sous l'image. La facilitation est transitoire. Elle est retirée dès qu'elle n'est plus nécessaire à la dénomination de l'image. Il faut noter que l'aphasique de Broca est toujours aidé à dire les mots quand on lui offre une ébauche orale : on amorce, en l'esquissant devant lui, un mouvement des lèvres seulement le premier phonème du mot sans le sonoriser. L'ébauche orale est toujours opérante dans cette aphasie. Elle contribue au diagnostic de Broca. Mais elle ne doit en aucun cas constituer une technique rééducative. C'est au contraire une facilitation à proscrire. Ce point sera repris par la suite.

Dès que l'aphasique commence à dénommer quelques images, on tente d'enlever le mot écrit. Un grand brassage d'images est nécessaire pour réactiver le lexique des noms, beaucoup plus susceptibles de réapparaître, que les autres mots. On constate alors que le langage spontané s'enrichit de lui même de quelques substantifs et très souvent de quelques formules automatiques, d'une ou plusieurs phrases passe-partout, et expressions très socialisées comme par exemple les formules de politesse. Ainsi le patient dit « bonjour au revoir, merci » etc. Ces mots n'ont pas été réappris, mais ils resurgissent d'eux-mêmes grâce à la technique de dénomination qui agit sur l'ensemble des performances expressives.

1.2.4 L'entraînement à la combinatoire

1.2.4.1 La proposition simple

Les quelques noms rendus disponibles vont être inclus dans un court syntagme ou une petite phrase à l'emporte-pièce. Par exemple, si l'aphasique peut dire crayon, ou gomme, objets qui se trouvent devant lui, l'orthophoniste dit : « je prends la gomme, je prends le crayon, j'attache ma montre, je remplis la bouteille » joignant le geste à la parole. Dès que l'aphasique réussit lui-même à produire une phrase, elle est traitée comme un modèle, une ossature fixée, à l'intérieur de laquelle un seul mot va être substitué. Par exemple une phrase produite à la vue d'une image d'un catalogue "le garçon déjeune". On lui fait substituer des noms sujets d'abord, ce qui est aisé, puisqu'il s'agit de la catégorie grammaticale préservée. Il trouve /la fille déjeune/ /le père/ /la mère déjeune/. Le verbe est toujours un peu difficile à émettre bien que l'on soit ici en situation de calquage du modèle, de l'utilisation de l'analogie qui est une opération préservée. Ensuite, on repart de la phrase cible et l'on fait varier le verbe en gardant le sujet ; le garçon ... que fait-il quand il ne mange pas ? L'image là aussi peut apporter une facilitation d'évocation pour faire dire des actions. Cette facilitation imagée est abandonnée le plus tôt possible, au profit de la représentation mentale de l'action. L'image est une médiation provisoire, le but est de faire retrouver l'expression spontanée sans aide extérieure. Le passage par l'image est facilitation mais aussi pis-aller. L'idéal serait de travailler directement sur l'expression verbale.

De cette façon, un procédé de substitutions est appliqué à la catégorie des verbes comme pour les noms. Cette stratégie uniforme permet de substantiver l'action, c'est-à-dire de mettre de côté la fonction prédicative. Parallèlement, on demande quelques actions simples. Des verbes monovalents sont présentés dans leur contexte obligé.

le soleil ... brille, le train ... siffle etc.

Toute réponse est acceptée. Puis elle est corrigée et commentée. L'entraînement de la combinatoire est donc très facilité quand on propose un modèle capable de substantiver l'action. En lui proposant de travailler sur imitation d'une phrase cible, il n'a pas à créer véritablement la phrase. Cependant on a souvent à le reprendre sur des substitutions d'un nom à un verbe de la même famille. Par exemple travail pour travaille, sifflet pour siffle etc. Beaucoup d'agrammatiques ont tendance à omettre l'article. A chaque fois qu'il dit un nom, on lui fait immédiatement mettre l'article. On corrige des substitutions éventuelles. Mais l'article est facilement réacquis, de même que les déterminatifs du nom. Il n'y a pas non plus de grande difficulté avec l'accord du genre et du nombre. Toutes les catégories majeures sont réactivées de cette manière : par exemple les adjectifs : le charbon est ..., la neige est ..., mon sac est plein, il est très ..., mon sac est vide, il est très... Les réacquisitions se font à partir de l'ensemble des paradigmes des différentes catégories grammaticales.

Lorsqu'on aborde la combinatoire plus complexe, dans les interactions séquentielles, l'image peut là encore pallier l'absence de la représentation mentale : exemples de paradigmes d'actions avec des images séquentielles, l'homme monte dans la voiture...s'assoit dans la voiture...met en marche la voiture etc. La femme sort les œufs du frigidaire, les pose dans une assiette, les casse dans un autre récipient etc. dernière image sur la famille attablée.

On a commercialisé des histoires en images séquentielles photographiées, qui ne sont pas infantiles. Mais ce matériel est toujours insuffisant et on a recours à du matériau que l'on trouvera dans des revues, des bandes dessinées etc.

Le support écrit : mots isolés, phrases, textes, selon les cas, accompagne ou remplace avantageusement les images lorsque le langage écrit est moins atteint que le langage oral, mais il est une facilitation provisoire pour parvenir à une expression verbale correcte.

1.2.4.2 L'énoncé

On utilise une méthode audiovisuelle tout au long de cette restauration expressive. Dès le départ, à la phase de la « Dénomination », on propose une image unique et son nom, jusqu'à l'utilisation d'images de scènes avec sous-titres. Les méthodes audiovisuelles se sont beaucoup développées pour l'apprentissage des langues aux étrangers. Elles sont généralement utilisables pour les aphasiques à un stade avancé de la récupération. On dispose du livre du maître avec sous-titres, et de l'élève sans sous-titres. On peut utiliser aussi d'innombrables bandes dessinées pour lesquelles on fabrique un cache du texte. L'utilisation pour le Broca peut se faire en trois temps de difficulté croissante.

1. Il a sous les yeux images et texte et il répète le texte lu par l'orthophoniste. Le niveau de la répétition est vite réacquis avec des lacunes grammaticales possibles que l'on tolère, car c'est une dynamique contextuelle qui est visée dans cette situation.
2. Il lit avec des lacunes et erreurs grammaticales, généralement plus importantes qu'en répétition, mais pas toujours.

3. Il doit retrouver le texte qui est caché, à la seule vue des images. Cette étape nécessite une mémoire intacte.
4. Il raconte l'histoire, de mémoire.

L'agrammatisme peut apparaître dès l'étape de la répétition, mais il a tendance à s'aggraver à la lecture puis au récit libre. Il s'aggrave aussi avec l'allongement de l'énoncé. Prenons un exemple et supposons que l'aphasique dise : « Il ingénieur un bureau, /étude/ » il peut dire « analogiquement » à ce dernier mot /travail/ (erreur que nous laisserons de côté pour le moment) à la place de « Il est ingénieur dans un bureau d'étude à Paris. »

On n'intervient pas pendant la lecture où la dynamique phrastique est visée, mais les erreurs sont notées et seront reprises dans des exercices systématiques de nature paradigmatique. Ainsi :

/est/ dans « Il est ingénieur » je /suis/ orthophoniste, vous /êtes/ mécanicien /dans/ dans un bureau. Les élèves sont /dans/ la classe. La télévision est /dans/ la salle de séjour mon mouchoir est /dans/ ma poche.
/d'/ bureau d'étude bureau /d'/'information, bulletin /d'/information un billet /d/'avion, un carnet /d'/adresses
/à/ Il vit /à/ Paris. Nous vivons /à/ Marseille.

Tout le lexique des monèmes grammaticaux peut être ainsi réinvesti. Il est de loin préférable pendant la séance que ces exercices empruntent la voie audi-phonatoire, mais il peuvent être repris par écrit pour un entraînement personnel. Cette restauration qui s'appuie largement sur la répétition, permet l'utilisation de cassettes. La lecture à haute voix qui renforce la réinstallation des capacités phrastiques peut également se faire avec des enregistrements en l'absence de l'orthophoniste. Les exercices suivent une progression qui prend en compte parallèlement la complexité grammatico-syntaxique de la phrase et sa longueur.

1.3 L'enrichissement lexical

En traitant la combinatoire, on est amené à réactiver l'ensemble du vocabulaire dans les phrases et énoncés sans cesse renouvelés. Pourtant, dans les cas sévères, le lexique reste pauvre et l'aphasique fait des paraphasies verbales sémantiques. On propose alors des exercices portant sur les définitions, analogies, contraires, familles de mots et thèmes diversifiés. On augmente ainsi l'étendue et la qualité du vocabulaire.

2 La désintégration phonétique

2.1 Description des perturbations

Un syndrome de désintégration phonétique, pur, c'est-à-dire sans atteinte, sinon très légère de la première articulation a été décrit à la suite de travaux menés par : Th. Alajouanine, un neurologue, A. Ombredane un neuropsychologue et M. Durand, une linguiste.

En effet, l'aphasique de Broca prononce difficilement sa langue, ce que les neurologues appellent « les troubles arthriques ». Il la déforme, la bredouille ou la scande exagérément et généralement les deux à la fois ; il malmène la prosodie de la langue, parfois à la façon caractéristique d'un étranger porteur d'accent. Lorsque la désintégration est à son comble, il y a mutisme. C'est l'anarthrie : la difficulté à combiner les phonèmes est telle que le patient présente une suppression expressive. Dès la première combinaison, la plus élémentaire, celle qui consiste à réaliser une fusion syllabique consonne – voyelle, ou inversement, le trouble apparaît. Il s'accentue avec l'allongement de l'enchaînement à réaliser. Lorsqu'on a affaire à une aphasie de Broca forme commune le code phonémique est conservé, mais les phonèmes sont émis de façon isolée, un par un. Dès que l'aphasique de Broca veut s'exprimer, c'est-à-dire fusionner les sons, il est en difficulté. La désintégration peut être sévère au point de créer une anarthrie. On peut se demander pourquoi il y a mutisme puisque l'aphasique pourrait émettre des sons isolés. Nous dirons plutôt que la production des phonèmes isolés est potentielle. Il semble qu'on puisse expliquer le mutisme par la finalité de l'acte expressif. On parle pour communiquer c'est-à-dire pour donner des significations. Or émettre des sons isolés qui n'ont pas de signification est rejetée par le locuteur aphasique et par conséquent, l'anarthrique ne parle pas. Ces sons isolés ne sont émis que dans une situation proposée, de répétition, ou d'exercices rééducatifs.

Ainsi deux sortes de mutisme peuvent coexister : mutisme sur les signifiés et mutisme sur les signifiants.

L'anarthrie, et à un degré moindre la désintégration phonétique, sont la perte de la configuration sonore de la langue, produite par un trouble de la concaténation phonémique. Les traits prosodiques qui se manifestent dans la chaine parlée sont seuls concernés par le trouble. Ils sont portés par les voyelles entièrement sonores et les traits consonantiques de sonorité. La syllabe par son noyau vocalique est plus touchée que les phonèmes. Le trouble de la combinatoire se traduit par une difficulté dans la transition de phonème à phonème, dans leur groupement à l'intérieur de la syllabe et dans le passage d'une syllabe à l'autre. La désintégration phonétique opère une régression de l'articulation telle qu'on l'observe dans la phonétique puérile. Les traits prosodiques se manifestent dans les phénomènes normaux d'altération articulatoire dans la chaîne parlée : l'assimilation et la désassimilation, l'interversion et la métathèse. Certains phonèmes proches ou à distance subissent la dominance d'autres phonèmes. La pathologie désintègre les règles de cette organisation habituelle de prosodie de la langue. La désintégration peut aller vers une assimilation quasi totale. Elle élimine les contrastes au point de produire un bredouillement informe. D'un point de vue neurologique, on parle de désintégration parétique. Elle est observée très souvent au début de l'aphasie et accompagne fréquemment une hémiplégie. Lorsque le bredouillement régresse, on observe une désintégration "molle" plus intelligible qui se caractérise ainsi : les voyelles deviennent distinctes mais elles sont allongées et diphtonguées, les occlusives sont émises en constrictives de point d'articulation voisin /p/ /b/⟶ /f/ /v/ ou /z/ etc. la sonorisation prend le pas sur la sourdité et la nasalisation sur l'oralisation. La durée syllabique est allongée, l'accentuation est supprimée.

Au contraire la désintégration « dure » correspond physiologiquement à la contraction ou spasticité. Il s'agit aussi d'une désintégration dystonique. Elle est rarement observée à l'état pur. Elle donne l'impression d'un accent germanique. On l'appelle aussi désintégration phonétique à pseudo-accent germanique. Elle traduit une impression subjective, commune pour des francophones. A l'opposé, la désintégration molle, décrite plus haut, donne une impression d'accent anglais. On parle de désintégration à pseudo-accent anglais. Il se produit dans la désintégration dure un renversement des tendances parétiques : explosions et coups de glotte pour les occlusives, assourdissements et raccourcissement de la durée de la syllabe, phrases scandées.

Mais dans la majorité de cas la désintégration donne une impression non homogène de déformations. Elle apparait comme l'impossibilité de maîtriser la prononciation de la langue : phonèmes déformés, articulés dans une attitude d'effort et d'erreurs articulatoires, d'irrégularité du débit, de ralentissement, de précipitation et d'escamotage. Mais il est important de noter qu'en dehors du bredouillement l'interlocuteur peut deviner les mots, ce qui montre que les erreurs ne sont ni implicites ni aléatoires et qu'au contraire elles obéissent à des règles.

2.2 Rééducation de la désintégration phonétique

La rééducation de la désintégration doit être menée parallèlement à celle de l'agrammatisme. A chaque séance, le temps est partagé également ou non selon le degré de sévérité des atteintes respectives. Des exercices doivent cibler bien spécifiquement chaque sorte de déficit. Ce n'est que le nécessaire déroulement du temps qui oblige à un exposé successif des données rééducatives.

Le système phonémique a très souvent besoin d'être activé. Ce qu'on peut appeler une remise en place des phonèmes, précède la rééducation de leur combinatoire qui est le trouble prépondérant.

La répétition restitue la boucle audi-phonatoire du phonème en réaccouplant forme sonorisée et forme articulée. Lorsque le trouble est peu sévère, la répétition en redonnera l'émission volontaire. Dans les cas sévères, et surtout en présence de la Grande Aphasie de Broca, ou d'un trouble expressif qui se surajoute il faut un entraînement parfois de plusieurs semaines. La facilitation comporte deux aspects : mimo-gestuelle et sémantique.

On commence par les voyelles. Chaque phonème est bruité de façon très onomatopéique, mimé et commenté jusqu'à obtenir d'abord une reproduction, et peu à peu une production sur ordre : /a/ fatigue intense, ah ! ! long soupir expiré /o/ étonnement /u/ on fait avancer un cheval /ou/ appel, les mains en porte-voix hou-hou ! etc. Les consonnes sont d'abord traitées comme des praxies, puisqu'isolées elles n'existent qu'en tant que points d'articulation. C'est en prenant place dans une syllabe qu'elles revêtent le statut linguistique. Elles sont traitées d'abord dans le cadre rééducatif de l'apraxie bucco-faciale sans référence à leur valeur linguistique. L'exécution du geste de souffler, de serrer les lèvres, d'élever la langue sur le palais, etc. geste après geste, est plus facile que l'exécution concomitante de plusieurs gestes nécessaires à la production d'une consonne.

Prenons des exemples pour montrer à la fois le lien et la discontinuité entre « apraxie » et « désintégration ». On peut obtenir que l'aphasique exécute à la demande la bonne position de /l/ si on le demande ainsi : « montez la langue sur le palais pas trop en avant, à peu près au milieu ». mais si on lui demande de répéter /l/ il peut en introduisant une sonorisation, rater ce qui est devenu un phonème et produire tout autre chose. La médiation de chanter « là là là là » le fera réussir et le procédé sera peu à peu intériorisé puis omis. Autre exemple : il peut serrer les lèvres mais la mise en tension préparatoire et l'explosion du /p/ restent impossibles. Le mot « postillons » peut déclencher l'émission correcte.

Nous constatons que bruitage, onomatopée, référence sémantique, peuvent permettre le passage de la modalité gestuelle à la modalité linguistique. La finalité gestuelle plus archaïque est plus facilement accessible que la finalité verbale.

La rééducation de l'enchaînement phonémique, véritable trouble de la désintégration, consiste à normaliser l'articulation en s'appuyant sur la répétition d'une production sans erreur. Le modèle est fourni par l'orthophoniste ou par modèles sur le magnétophone. On peut s'appuyer sur la capacité d'ajustement de la boucle articulatoire, grâce à une réception correcte, qui est la condition de la capacité à répéter. Dans un premier temps, il faut laisser de côté la désintégration au niveau phrastique et ne travailler que sur la combinaison syllabique. Le mot monosyllabique de signifiant simple est le matériau de départ approprié. Les mots sont groupés par classes de sons selon la méthode de la phonétique corrective et répétés à haute voix aussi longtemps que nécessaire. Puis on remplace les mots par des syllabes qui permettent des exercices très systématiques où le phonème ou un groupement de phonèmes ciblés peuvent être positionnés différemment.

Pour les phrases, leur correction dépend de la sévérité de l'agrammatisme. La dysprosodie représente le cumul des altérations segmentales et leur répercussion sur la chaine parlée. Un entraînement intonatif et déclamatif améliore les performances. Le magnétophone est indispensable.

Note : A titre indicatif, voici deux ouvrages qui aident à la rééducation de la désintégration phonétique.

- LÉON P et M., *Introduction à la phonétique corrective.*
  LÉON M., *Exercices systématiques de prononciation française.*
- Troubles de l'articulation Équipe du centre d'orthophonie
  Étienne Coissard
  59 Route de Saint-Sébastien Nantes

3 L'évolution

Dans le cas d'aphasie de Broca forme commune, les formes d'évolution sont diversifiées. On observe, dans la majorité des cas, un nouveau type d'aphasie de sévérité moindre, soit une aphasie dynamique soit un syndrome de désintégration ou encore une atténuation de l'ensemble des symptômes. Enfin une récupération totale n'est pas rare.

Une évolution vers un syndrome de désintégration phonétique est d'un meilleur pronostic que vers un agrammatisme pour plusieurs raisons : Une dysprosodie représente un handicap fonctionnel moindre qu'un manque du mot ; le patient peut contrôler ses erreurs, et la rééducation, basée entièrement sur un entraînement répétitif, permet un travail personnel.

4 Exemple illustratif d'aphasie de Broca

Mademoiselle T.P. – 46 ans, droitière, assistante sociale.

4.1 Dossier médical

Opérée d'un volumineux méningiome temporal gauche bénin avec mise en place d'un volet osseux – trachéotomie.

Neurologie : discret déficit moteur de l'hémicorps droit à prédominance bracchio-faciale – apraxie bucco-faciale et aphasie.

Tendance dépressive – anxiété.

4.2 Bilan orthophonique : quelques jours après l'intervention (voir profil)

La compréhension apparaît préservée alors que la patiente ne dit rien spontanément. Lorsqu'on s'adresse à elle, elle fait de la main le geste de fermer la bouche, pour indiquer qu'elle ne peut pas parler. Or dès la première séance, on se rend compte qu'elle n'est pas mutique. Elle peut répéter quelques mots monosyllabiques et des mots plus longs si on les découpe préalablement en syllabes. On note des erreurs de l'ordre de la désintégration : des déformations et des substitutions de phonèmes proches de différence interphonémique « 1 ».

Exemple : téléphone ⟶ téréphone. On sent une dysprosodie sous-jacente, mais la production est trop réduite pour la mettre en évidence. L'entraînement praxique est mal supporté du fait de la trachéotomie.

Elle aurait tendance à écrire plus volontiers qu'elle ne parle, et elle peut écrire de façon très fragmentaire, adresse, profession et quelques substantifs tirés de la conversation en cours ainsi que quelques dates. Il y a des erreurs mais les mots sont reconnaissables. Cependant il s'agit d'une expression écrite très réduite qui infirme un diagnostic d'anarthrie pure évoluant vers un syndrome de désintégration phonétique, par la présence de l'agrammatisme.

On constate une dyslexie-dysorthographie de nature phonologique (dyslexie-dysorthographie profonde). L'alexie littérale est modérée. Elle lit globalement quelques mots courants.

4.3 La rééducation

Parallèlement nous poursuivons l'examen pour établir le bilan, mais nous essayons de donner la priorité dès le départ à un déblocage expressif. Nous proposons les fins de phrases toutes faites et aussi parallèlement la répétition systématique de mots monosyllabiques orthographiquement sélectionnés pour réactiver les phonèmes consonantiques qui font défaut.

Il est difficile d'obtenir sa collaboration, son attitude est sans cesse celle du renoncement. Elle refuse souvent la séance.

La note de la compréhension est donc difficilement établie, elle est de 5/7 à l'échelle B.D.A.E., note standard d'un Broca.

Quand elle quitte l'hôpital pour un centre de rééducation environ trois semaines après le début de notre prise en charge, elle a peu progressé, beaucoup moins que ce que nous étions en droit d'attendre. La capacité de langage automatique est plus étendue mais son « langage actif » est quasi inexistant, elle ne s'exprime pas spontanément et son expression est très réduite au cours d'un échange. Elle va séjourner plusieurs mois en centre de rééducation avant d'être en mesure de retourner chez elle. L'orthophoniste du centre constate la lenteur des progrès, mais les séances d'ergothérapie, en particulier de cuisine et de pâtisserie lui plaisent et on espère qu'elle retrouvera ainsi la volonté d'une réinsertion socioprofessionnelle.

Elle revient environ un an plus tard pour continuer sa rééducation en externe dans notre service. Nous commençons par établir un bilan. La compréhension est correcte avec cependant une latence supérieure à la normale.

Dans le cadre du B.D.A.E. son expression spontanée sur un thème proposé est la suivante : comment préparez-vous une omelette ? : « Alors je fais une poêle, de l'huile, des œufs. Si l'omelette elle est simple, il y a que ça, ou avec des pommes de terre ou de l'oignon. Je mets de l'huile de, dedans, de la poêle... je fais, allume, le gaz et de temps que l'huile est chaude, je fais les œufs, ... je les fouette... les œufs, après je mets. Quand elle est cuite je fais l'autre côté de l'omelette. Je fais le contraire de l'omelette ».

L'articulation présente une désintégration phonétique importante surtout pour les mots longs. Le débit est irrégulier. On vérifie sur le profil l'abaissement des performances dans la rubrique de la fluence. La répétition des phrases reflète l'agrammatisme. La dénomination n'est pas parfaite à cause des chiffres. Elle doit repasser par le rang de chaque chiffre pour énoncer un nombre, même de deux chiffres. Elle ne les comprend ni ne les écrit correctement.

Elle peut lire et comprendre un court énoncé, ainsi obtient-elle la note de 10/10 au B.D.A.E., mais elle a eu besoin de le lire à haute voix. Il semble en effet que le « feed-back » audi-phonatoire l'aide à la programmation textuelle. Dans cette situation de transposition elle produit beaucoup plus d'erreurs qu'en langage spontané, de l'ordre de l'agrammatisme et d'erreurs phonémiques qui traduisent le flou d'une dyslexie phonologique tout à fait évidente.

Quand l'énoncé s'allonge, elle doit relire son texte pour le comprendre. Il est donc important de noter les conditions d'obtention de ce bon résultat. C'est dans la situation de la dictée que les résultats sont les plus bas parce que l'agrammatisme y est très important : en effet, la saisie du groupe prédicat doit s'effectuer à la fois sur les deux versants décodage-encodage, c'est-à-dire audi-graphique, et la mobilisation linguistique est telle que la mémoire à court terme ne peut être mise en œuvre ; par exemple : dans la phrase dictée tirée de l'image qu'elle connait, puisqu'elle l'a déjà décrite oralement et par écrit « S'il ne fait pas attention il va tomber du tabouret » elle écrit seulement : « S'il ne ... du remords ».

Elle commente sa production ainsi : « je peux pas écrire, je peux pas, rien du tout ». Et à plusieurs reprises elle exprime une autocritique, disant qu'elle se rend compte que ce n'est pas ça mais qu'elle ne peut pas se corriger.

Le profil apparait comme caractéristique d'une aphasie de Broca de sévérité moyenne.

Plan de rééducation du langage écrit

Conformément à notre principe rééducatif c'est sur le langage écrit, déficit le plus marqué, que porteront d'abord et principalement nos efforts.

1. Entraîner à une lecture rapide et sans erreurs des graphèmes puis en faire une entraînement en dictée, passer ensuite aux syllabes – reprise systématique de la lecture des graphies complexes et des règles de lecture.
   Il s'agit bien là de la rééducation de la dyslexie profonde.
2. Répétition – reprise systématique de tous les types de fusion, avec allongement par augmentation du nombre de syllabes successives.
3. Traitement de l'agrammatisme par des exercices de substitution paradigmatique pour réinstaller
   a. les marques du genre et du nombre
   b. les pronoms
   c. les fonctionnels et désinences verbales.
4. Préparation de cassettes d'exercices pour travail complémentaire à domicile.

Nous n'avons pas eu l'opportunité d'appliquer notre projet rééducatif et de juger de ses effets car Mademoiselle T.P. s'est bien vite montrée, comme elle nous était apparue lors de son hospitalisation, peu combative. Elle a souvent manqué puis n'est plus venue et, sans donner vraiment d'explications.

4.4 Commentaire du profil Z-score

La courbe est normale pour la compréhension orale, comme on le constate habituellement chez un Broca. L'expression orale a les caractères d'un Broca peu sévère sauf pour la réalisation arthrique épreuve 06 qui est au-dessous de la moyenne. La note de répétition, dans la moyenne supérieure, partie droite de l'échelle, atteste qu'il existe encore dans les phrases longues et abstraites, une réduction et un agrammatisme. Ces caractères apparaissent moins dans l'expression spontanée. L'épreuve des mots épelés 27 traduit la dyslexie profonde. La lecture de texte, épreuve 29, semble normale parce que la lenteur et la latence ne sont pas quantifiées. Pourtant elles traduisent aussi la dyslexie profonde. L'épreuve de dictée de phrases 36, nettement au-dessous de la moyenne, montre une dysorthographie profonde.

En résumé, les deux pointes de la courbe, dans la partie gauche de l'échelle, ciblent la prédominance des perturbations : une désintégration phonétique dans l'expression orale et une dysorthographie profonde dans l'expression écrite.

HDAE-E

Nom : Mademoiselle TP

PROFIL DE L'EXPRESSION ORALE SPONTANÉE
à établir d'après l'épreuve de conversation et langage spontané

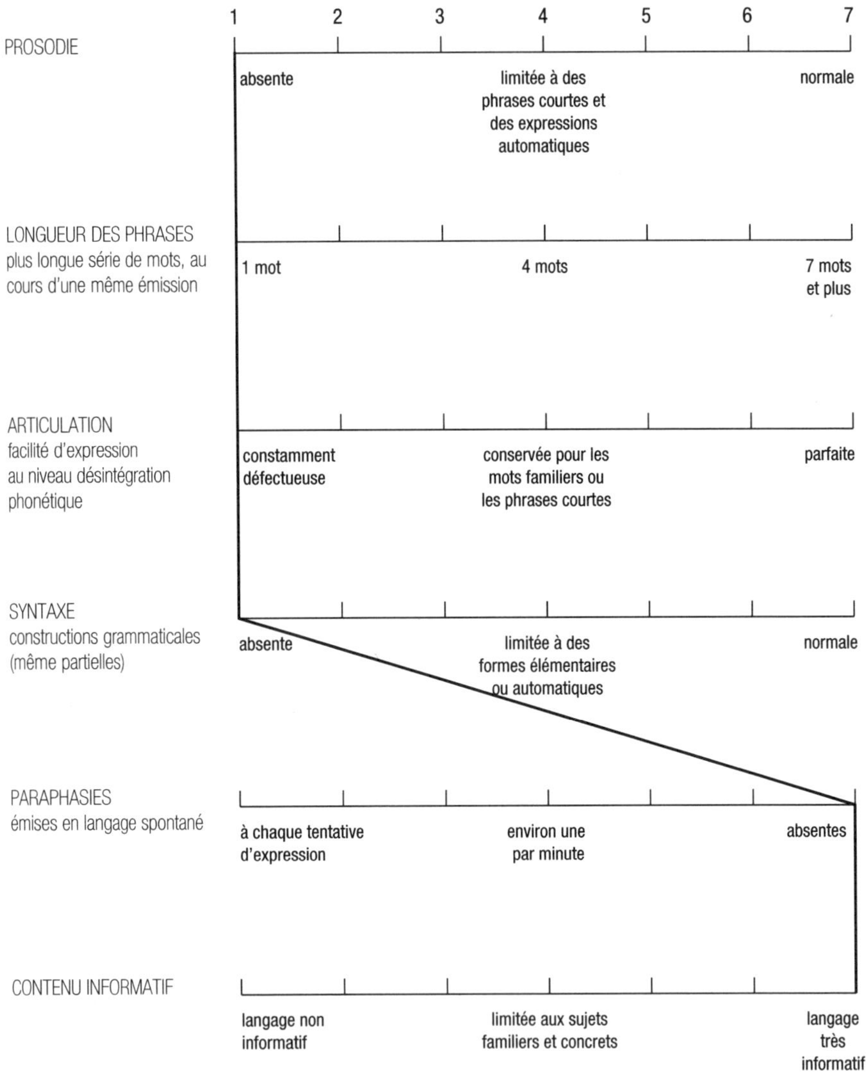

Observations Broca
Mademoiselle TP au moment de l'hospitalisation

Mademoiselle TP

Profil Z-score à établir d'après les subtests de 02 à 36

				M
GRAVITÉ	01		0 1 2	3 4 5
COMPRÉHENSION ORALE	02	Discrimination verbale	13 20 25 30 35 40 45 50 55	60 65 70 72
	03	Parties du corps	5 10 15	20
	04	Ordres	0 5 10	15
	05	Logique, raisonnement	0 2 4	6 8 10 12
FLUENCE	06	Réal. arthrique	1 2 3 4	5 6 7
	07	Longueur phrases	1 2 3 4 5	6 7
	08	Agilité verbale	0 2 4 6	8 10 12 14
LANGAGE AUTOMATIQUE	09	Séries	0 2 4	6 8 9
	10	Récitation	0 1	2
RÉPÉTITION	13	Mots	0 2 4 6	8 10
	14	Phrases concrètes	0 2 4	6 8
	15	Phrases abstraites	0 2	4 6 8
LECTURE HTE VOIX	16	Mots	0 5 10 15	20 25 30
	17	phrases	0 2 4	6 8 10
DÉNOMINATION	18	D. par contexte	0 5 10 15 20	25 30
	19	D. images	5 15 25 35 45 55 65	75 85 95 105
	21	Enumération animaux	0 2 4 6	8 10 12 14 16 18 20 23
	20	D. parties du corps	0 5 10 15	20 25 30
TRANSFORMATIONS APHASIQUES	22	P. phon. ,néol. morph.	16 14 12 10 8 6	4 2 0
	23	P. verb. synt.	24 22 20 18 16 14 12 10 8	6 4 2 0
	24	Jargons	16 14 12 10 8 6 4	2 0
COMPRÉHENSION ÉCRITE	25	Discrimination littérale	4 6 8	8 10
	26	Réc. verbale	2 4 6	8
	27	Mots épelés	0 2	4 6 8
	28	Mots-images	0 2 4 6	8 10
	29	Lecture textes	0 2 4	6 8 10
ECRITURE	30	Graphisme	0 1 2	3
	31	Ecriture automatique	0 5 10 15 20 25 30	35 40 45 47
	32	Dictée	0 2 4 6 8 10	12 14 15
	34	Dénom. écrite	0 2 4	6 8 10
	33	Evocation graph.	0 3	5 7 9 10
	36	Dictée de phrases	0 2	6 8 10 12
	35	Description	0 1	2 3 4
MUSIQUE	11	Chant	0 1	2
	12	Rythme	0 1	2

M

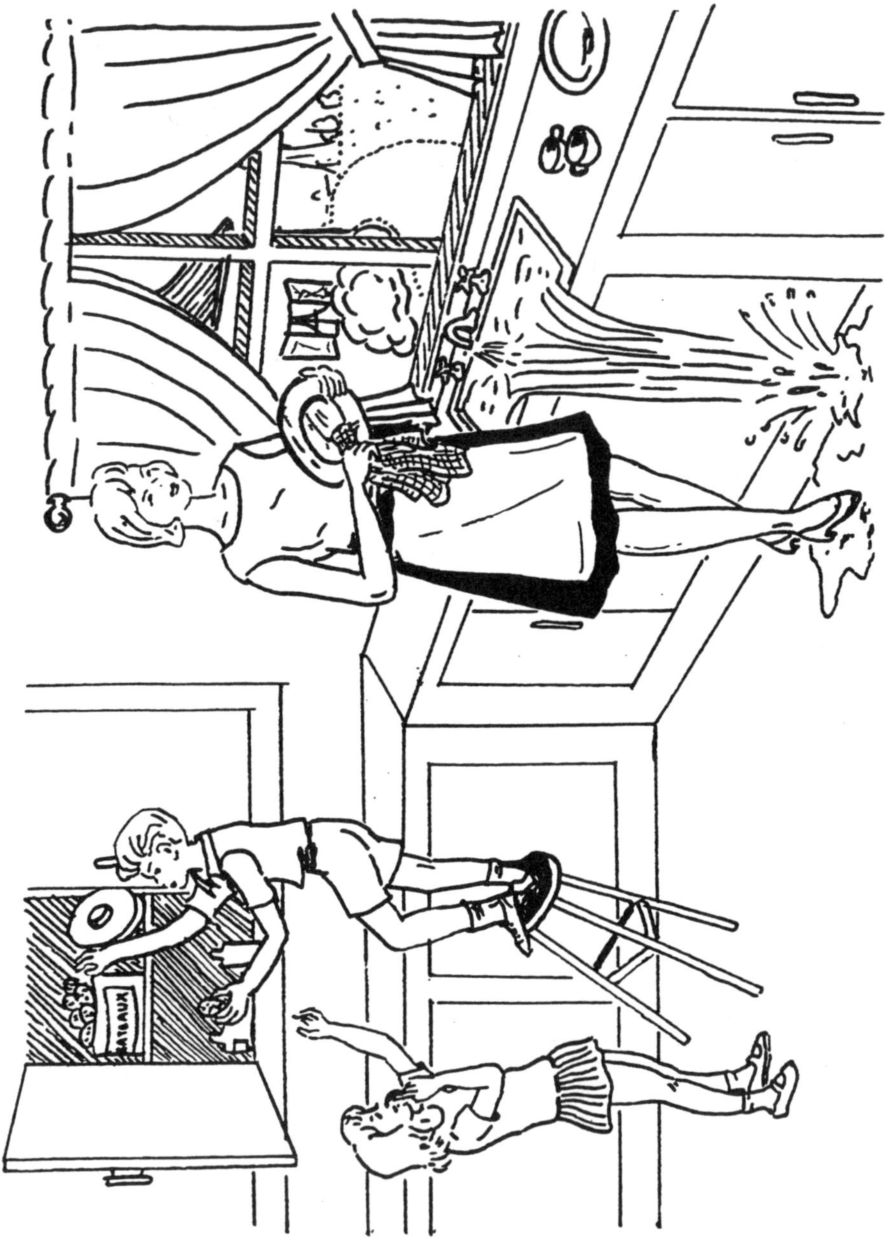
GATEAUX

3

Les aphasies expressives dérivées de Broca

Définition et caractères généraux

Le trouble expressif y est moins important que dans une aphasie de Broca forme commune. De façon générale, la sémiologie est appauvrie.

On observe assez fréquemment une atteinte exclusive du support prosodique, au départ d'un accident vasculaire, dans le Syndrome de Désintégration Phonétique. Au contraire l'Agrammatisme est très exceptionnel en phase initiale, mais moins rare dans une forme évolutive.

Elles présentent une atteinte élective soit de l'articulation et de la prosodie soit des unités grammatico-syntaxiques. A cause de cette atteinte exclusive on les appelle aphasies pures. Ce sont des syndromes aphasiques. Dans la pratique on rencontre beaucoup plus souvent l'aphasie de Broca que ses formes dissociées. L'agrammatisme pur est particulièrement rare. Les formes pures sont moins sévères que la forme canonique. (Se reporter à l'Aphasie de Broca pour un exposé détaillé des perturbations et de la rééducation.)

1 L'agrammatisme

1.1 L'atteinte exclusive et d'installation initiale des unités de signification

Un seul cas d'agrammatisme pur nous a été donné à observer. Il est présenté ci-après.

1.2 Exemple illustratif d'agrammatisme pur

Madame G. 86 ans – droitière, niveau bac, vit seule. Elle est hospitalisée pour précordialgie. Coma (probable).

1.2.1 Dossier médical

Antécédents : diabète depuis 30 ans, non équilibré – Cécité par rétinopathie – hallucinations visuelles – voit des ombres à droite, pupille droite réflexique à la lumière – hypo acousie bilatérale appareillée. EEG : tracés normaux, baisse du niveau de vigilance. Scanner : petite atrophie globale – petite lésion corticale touchant une partie de F3 et un peu d'Insula, en avant de la frontale ascendante gauche – Examen neurologique normal.

1.2.2 Bilan du langage : la compréhension est normale.

Voici le corpus de ses réponses au cours d'une conversation une dizaine de jours après l'A.V.C. : « Toujours envie cracher, cracher, cracher ... alors dans la journée m'essuie, mais la nuit sans doute quand le sommeil prendre... la salive doit intoxiquer – Me dire l'année – Études puis restée surveillante à l'école supérieure puis après essayer 4 années enseignement mais apprendre études commerciales, comptabilité, sténo, taper machine – Mari avoir subi grave opération ... rendre impossible avoir enfant. Mais moi avoir règles menstruelles très régulières jusqu'à 53 ans – Parents chercher appartement pour ... ils ont meublé même parce que parrain impossible s'occuper moi – Puis alors à l'époque étais libre, pouvais faire mon manger et travailler – Il est très difficile, oui mais pas pouvoir dire les paroles – Mais jamais dessin, musique, pas pouvoir, être, avoir faculté – Oui essayerai – Moi aller tous les après-midi entendre opéra – Oui mais pour me distraire, vous comprenez, quand pouvoir pas aller me promener – Moi très cultivée – Parce que vous me dire ce qu'il faut faire – Vous avoir fait tellement bien pour que je puisse redevenir normale – Vous dire ce que moi pas pouvoir réaliser en ce moment, mais avant le faisais – Vous avoir fait le nécessaire pour que ça devienne – Pas pouvoir trouver – Parce que vous me le dire – Pas trouver le mot – Moi pas sortir mais cerveau penser ».

On note la préservation de l'ensemble du lexique y compris les catégories mineures ce qui permet la combinatoire phrastique et la fluence expressive. Le trouble grammatical porte quasi exclusivement sur les conjugaisons puisque le verbe est généralement utilisé à l'infinitif. Le pronom personnel /je/ est éludé.

Des épreuves plus contraignantes ont permis de faire apparaître la perte d'une capacité à transposer la phrase d'une forme à une autre (affirmative, négative, interrogative). On constate différentes sortes d'erreurs : une simple répétition de la phrase proposée, le retour à l'infinitif et une phrase incomplète ou l'absence de réponse. Pour la transposition à la forme négative on a pu observer des substitutions de verbes exprimant l'action contraire, par exemple : les enfants sont arrivés à l'école ⟶ ils sont partis.

La répétition est normale. Les capacités métalinguistiques sur le lexique sont correctes (synonymie – antonymie – définition).

La cécité n'a pas permis l'examen du langage écrit. On a constaté ni apraxie ni agnosie ni trouble de la mémoire.

1.2.3 La rééducation

Elle a consisté à entraîner l'axe de la temporalité dans un cadre paradigmatique, de façon analogue au « Broca », d'abord dans une situation de répétition puis dans une situation de production spontanée, après avoir expliqué notre objectif. Il lui a été proposé pour commencer, des actions simples empruntées à sa vie quotidienne et introduites par des adverbes de temps susceptibles de faciliter une transposition du temps des verbes. Partant du présent avec maintenant, aujourd'hui etc. par exemple à présent je suis à l'hôpital … bientôt, la semaine prochaine, je rentrerai chez moi – Hier, c'était vendredi, j'ai mangé du poisson.

Le pronom /je/ a été introduit dans les phrases en opposition, par exemple : c'est une jeune fille, vous êtes une dame âgée, que direz-vous de vous-même ? je suis une dame âgée.

La transposition des formes phrastiques a présenté plus de difficulté que les exercices portant sur les temps des verbes. Là aussi le cadre rééducatif était de nature paradigmatique où les marques formelles : est-ce que ? ne …pas étaient introduites systématiquement dans des séries de propositions.

La quasi récupération à la sortie de l'hôpital soit trois semaines après l'A.V.C. permet de penser qu'une récupération spontanée a accompagné l'action rééducative.

2 L'anarthrie

C'est l'atteinte exclusive des unités sonores qui provoque le mutisme. L'aphasique est dans l'impossibilité de former le cadre premier de l'articulation. L'anarthrie est démontrée si le patient lit et écrit comme il le faisait avant l'A.V.C. ; peut-être pas immédiatement, car il faut dépasser l'effet inhibiteur de la diaschisis, mais peu de temps après.

La présence d'une hémiplégie est variable, celle d'une apraxie bucco-faciale est constante. L'anarthrie est de courte durée. Même sans rééducation, l'aphasique sort de son mutisme articulatoire grâce à quelques mots ou expressions toutes faites appartenant au langage automatique. Avec une rééducation relativement simple, puisqu'elle est basée essentiellement sur la répétition d'un modèle, les phonèmes sont replacés en s'appuyant sur l'entraînement des praxies bucco-faciales. L'anarthrie cède la place à la désintégration phonétique dont la durée est variable.

3 Le syndrome de désintegration phonétique

3.1 Définition

Il peut être la forme évolutive d'une anarthrie, ou apparaître d'emblée comme forme pure mais l'aphasique n'est pas mutique. Concernant l'hémiplégie et l'apraxie, il en est de même que dans l'anarthrie.

C'est une forme assez fréquente mais moins que le « Broca ». Dans la pratique, on observe un agrammatisme léger qui disparaît de lui même surtout si le langage écrit est conservé.

3.2 La rééducation

Pour les deux formes d'atteinte exclusive de l'articulation, la rééducation est celle qui est pratiquée chez le Broca. Avec cette différence qu'ici l'aphasique peut parfaitement être entraîné tout de suite avec un matériau de logatomes. Ce qui permet de systématiser les exercices et d'obtenir une automatisation plus rapide. Dans le syndrome de désintégration phonétique on utilise uniquement des enchaînements de syllabes : par exemples « ta-ata té-été ti-iti » opposé à ma-ama mé-émé etc. ». On essaie de faire mémoriser les séquences pour augmenter la vitesse. Cet entraînement est exemplaire d'un auto-entraînement. L'orthophoniste fournit les séries sur cassette ou même par écrit et l'aphasique répète et contrôle ses productions jusqu'au résultat souhaité. On propose des séries de longueur et de complexité progressives.

4

L'aphasie dynamique de Luria

Définition et caractères généraux

On définit la perturbation physiologique primaire comme un adynamisme ou une aspontanéité. Dans l'aphasie, l'incitation à parler, la programmation et l'organisation du discours font défaut principalement quand le patient doit initier de lui-même un récit, mais il reste capable de s'exprimer assez correctement lorsqu'il est sollicité au cours d'un dialogue. A certaines occasions, s'il est très stimulé, il peut n'apparaitre que comme un témoin peu loquace à un interlocuteur non averti. En fait il s'appuie beaucoup sur la parole de son interlocuteur, il s'empare de ses questions pour extérioriser son propre discours. Parfois il persévère et il est écholalique, surtout en phase initiale. Mais la conservation du code de la langue diminue considérablement la gravité de l'aphasie par rapport au Broca. Avec des lésions plus étendues, en avant de l'aire de Broca et dans la profondeur du lobe frontal, l'adynamisme peut affecter toute la sphère cognitive. L'aphasie dynamique est une composante du Syndrome Frontal dans lequel le processus d'inhibition, outrepassant l'activité linguistique et cognitive, retentit sur toute la personnalité.

Elle est appelée aussi Aphasie Transcorticale Motrice. C'est une aphasie expressive dont la perturbation responsable, comme dans le

« Broca », est une perte de la combinatoire. Mais les difficultés n'apparaissent pas dans la phrase simple. Elles se manifestent dans une narration qui combine une suite de propositions. La préservation du code de la langue permet à l'aphasique des performances expressives. C'est donc une aphasie moins sévère que le « Broca ».

1 Description des perturbations

L'aphasique a une compréhension normale. Il répète, dénomme et lit correctement. Dans la majorité des cas il est capable, au moyen de phrases courtes, de répondre à des questions. L'échange conversationnel est une situation qui met en évidence une écholalie : il reprend ce qui vient d'être dit avant de donner ses propres paroles, et parfois persévère simplement sur son écholalie sans aller au-delà. Mais il a tendance à se taire s'il n'est pas sollicité. L'entourage le décrit souvent taciturne. C'est dans l'expression spontanée que le trouble est patent. Luria a donné un point de vue physiologique de la perturbation de base. L'enregistrement électromyographique des muscles des organes phonateurs pendant la parole a permis de constater chez les aphasiques adynamiques l'absence des influx articulatoires latents qui précèdent l'acte phonatoire chez tous les sujets témoins. Cette absence est interprétée comme l'atteinte possible du langage intérieur qui permet, pense-t-on, l'initiative et la programmation de l'expression verbale.

Le bilan pratiqué de façon habituelle est quasi normal. Il est nécessaire de proposer certaines épreuves sensibles au trouble. Les épreuves d'évocation catégorielle en temps limité montrent des performances très inférieures à celles du témoin : par exemple l'aphasique nomme un ou deux noms d'animaux en une minute, alors que le témoin en donne quinze à vingt. Les épreuves de construction de phrases sur ordre sont impossibles. On observe aussi une écholalie sur les mots proposés qu'il dit pourtant comprendre. On remarque que l'aphasique traite mieux le groupe sujet que le prédicat.

2 Conditions d'apparition

Cette aphasie est rare comme forme pure apparaissant d'emblée. Elle peut se surajouter à une aphasie de Broca très sévère et se manifeste au cours de son évolution. Elle entre aussi dans le Syndrome Frontal. Dans ce dernier cas la perturbation responsable se manifeste dans des difficultés à initier et organiser l'ensemble des activités cognitives : perceptives et conceptuelles. L'aphasique est inhibé dans son action et l'utilisation de son savoir.

3 Rééducation

Le but est de faire réacquérir les supports discursifs.

Luria avait constaté qu'il suffit parfois de disposer successivement devant le patient des fiches vierges pour provoquer sa narration. Mais généralement la rééducation utilise des procédés plus élaborés. Quand la lecture est suffisamment bonne et que le patient accepte de le faire, on étudie un texte. A défaut on lui propose un entraînement sur images. Dans cette première étape on utilise des jeux de photographies séquentielles qui illustrent la vie quotidienne. Avant la présentation du matériau on lui explique ses difficultés et la méthode rééducative. Il doit retrouver l'ordre des images et raconter l'histoire. L'orthophoniste l'aide par des questions. On l'entraîne à les poser à son tour. On dépasse le plus tôt possible cette étape facilitatrice pour un entraînement sur le texte. Après une lecture il doit le fractionner en propositions et syntagmes, en s'appuyant sur la ponctuation. Chacun des éléments est copié sur des fiches séparées. Les significations sont reformulées par des questions : quels sont les personnages ou les protagonistes ? qui fait l'action ou la subit ? comment, où, pourquoi ? Les jalons discursifs sont d'abord donnés par l'orthophoniste puis peu à peu c'est le patient qui pose les questions. Il doit les confronter à la cohérence du récit. Il apprend un schéma énonciateur qui sera peu à peu généralisé et automatisé. Une schématisation visualisée sous forme d'un organigramme simple peut être une médiation utile. Le but rééducatif est atteint lorsque l'aphasique n'a plus besoin de poser les questions à haute voix, parce qu'il les a intériorisées. Nous lui avons donné un patron interne capable d'inciter et de guider une conduite du récit.

4 Exemple illustratif de l'aphasie dynamique de Luria

Madame H – 69 ans, droitière, niveau baccalauréat.

4.1 Dossier médical

Cardiopathie et hypertension dans ses antécédents pathologiques. A.V.C. par thrombose de la carotide interne gauche.

On ne tente pas de désobstruction en regard des signes d'ischémie. Scanner : accident ischémique sylvien superficiel – ramollissement frontal gauche – hypodensité touchant F2 et F3.
Hémiplégie très vite régressive – pas d'apraxie.
Bilan neuropsychologique : syndrome d'adynamisme : idéique, linguistique et gestuel, modéré.

4.2 Bilan du langage un mois après l'A.V.C. (B.D.A.E et épreuves complémentaires)

4.2.1 Expression au niveau le plus simple.

Le libre échange conversationnel touchant la maladie, la vie familiale et les occupations quotidiennes n'apparaît pas déficitaire au premier abord, mais on note que l'expression est peu recherchée et qu'elle est faite de phrases passe-partout.

4.2.2 Expression à un niveau de plus grande contrainte sur le thème « Comment faites-vous une omelette ? »

« Normalement nous utilisons une poêle, des œufs, des ...un... un... attendez, blanc d'œuf, non jaune.../après une pause je propose une consigne « Comment vous y prenez-vous ? »

Elle continue « Je prends l'œuf, non, je prends, le blanc, le jaune d'œuf, attendez, le jaune, le blanc... Je dis « Ne vous émotionnez pas ! »

– « Je ne m'émotionne pas » ... Après cette nouvelle pause, elle dit qu'actuellement elle ne participe plus aux tâches ménagères, qu'elle s'occupe d'elle-même et fait seulement son lit.

4.2.3 Expression à un niveau complexe

- « Que pensez-vous du problème de la pollution ? »
- « Oui, la pollution, c'est quelque chose de cohérent, de ... attendez, de ... »

4.2.4 Description d'une image scénique (mère et enfants dans la cuisine du B.D.A.E. : voir annexe chapitre 2)

Là, cette image représente un ... comprends pas ... gâteaux, les gâteaux, là le petit garçon donne un gâteau à la petite fille, comprends pas, je ne comprends pas, ce que je comprends pas...

4.2.5 Épreuve de construction de phrases avec deux substantifs

- boulanger – pain ⟶ le boulanger vend le pain
- poisson – pêcheur ⟶ le poisson vend ... heu ... le pêcheur vend le poisson

- élève – instituteur ⟶ l'élève, élève, instituteur, attendez... je me rappelle les mots mais je me rappelle pas ce qu'il convient de dire.
- guerre – soldat ⟶ guerre, le soldat fait la guerre.
- sabot – cordonnier ⟶ le cordonnier fait des sabots.
- musicien – gamme ⟶ la ... le ... la gamme, le ... c'est bizarre parce que ça me rappelle toute une période où j'ai fait du piano.

L'épreuve la plus déficitaire est l'énumération d'animaux : elle en donne quatre en une minute.

La compréhension n'est touchée qu'au niveau le plus élaboré et elle est toujours beaucoup mieux préservée que l'expression.

Le langage écrit reproduit le même profil que le langage oral. On remarque que l'écriture dictée est bien meilleure que l'écriture spontanée. La dictée est dans l'ensemble fidèle, quelques fautes d'usage et de temps à autre une paragraphie non identifiable. La rédaction sur la consigne « vous écrivez à une personne de votre famille ou à une amie pour l'informer de votre maladie », de même que le profil HDAE sont ci-après en annexe.

L'épreuve de reconnaissance des mots qui figure sur le profil a été impossible, même après avoir utilisé en exemple son propre nom qu'elle a bien épelé, la consigne ne semblait pas avoir été comprise.

4.3 La Rééducation

Un entraînement sur des textes n'a pas été possible directement. Nous sommes passées par des histoires en images.

Voici un exemple de ce que nous obtenions comme énoncé à partir de six images séquentielles figurant la préparation du repas d'un chat.

Elle n'a pas pu les mettre en ordre avant d'en faire le récit, nous lui avons demandé de le faire en les commentant :

- ça c'est le pâté ronron
- ça c'est le deuxième pâté ronron qui est sans couvercle (inverse l'ordre)
- ça c'est le pâté ronron avec le couvercle (change l'ordre)
- ça c'est le pâté ronron avec le machin là (elle montre l'ouvre boîte)
- ça c'est le pâté ronron avec le couvercle
- ça c'est le pâté ronron avec le couvercle

Elle n'a pas pu mettre les images en ordre.

Nous lui avons proposé ensuite un nouveau récit, en rectifiant l'ordre des images, et en l'aidant à le structurer avec des questions. A la suite de la question « de quoi s'agit-il ? » elle dit « là il s'agit d'un pâté ronron qui est distribué au petit chat. »

Nous avons utilisé ce matériau d'images pendant plusieurs séances, nos questions portaient d'abord et systématiquement sur les actions, parce qu'elle avait tendance à ne commenter que les choses ou les personnes. Les réponses reprenaient souvent une partie de la question. Elle en a pris conscience peu à peu. Enfin, elle a pu travailler uniquement sur des texte alors qu'elle avait refusé au départ, prétextant trop de difficultés pour se représenter le déroulement de l'énoncé.

Lorsqu'elle annonça qu'elle arrêtait sa rééducation, elle avait retrouvé un certain dynamisme et s'exprimait plus volontiers, mais des progrès restaient à faire. (voir annexe 1)

Sa fille nous dit qu'elle participait plus à la vie familiale alors qu'elle préférait s'isoler après l'accident, ce que ses enfants lui avaient reproché.

Elle était satisfaite de ce résultat et n'en ambitionnait peut-être pas d'autre.

Voici deux illustrations corrigées de son langage écrit avec ses manuscrits (voir figure 1)

L'Âne de Buridan

L'Âne de Buridan serait mort de faim et de soif entre un seau d'eau et un seau d'avoine parce qu'il avait hésité trop longtemps entre le plaisir de satisfaire sa faim et celui de satisfaire sa soif.

L'Âne de Buridan : dictée, texte original

Chère sœur,

Vous devez penser que j'ai été malade durant trois semaines et c'est que qui m'a obligé à rester durant trois semaines sans vous écrire c'est ce qui m'oblige à vous écrire durant cette période. Je vous embrasse bien fort.

Lettre pour informer de son accident de santé, dactylographie de sa production.

4.4 Commentaire du profil Z-score

L'ensemble de la courbe est quasi normal à l'exception de l'énumération d'animaux, épreuve 21, sensible pour le diagnostic d'aphasie dynamique, qui est très nettement inférieure à la moyenne. Pour les mots épelés, épreuve 27, où la note est nulle, la consigne n'est pas passée, la patiente a semblé inhibée et s'est abstenue de répondre. Dans la compréhension d'histoires, épreuve 05, le mode de réponse imposé, par oui/non, a paru l'embarrasser, et quand la réponse n'arrivait pas immédiatement, elle restait silencieuse. On peut interpréter les échecs à ces deux épreuves comme la manifestation de l'inhibition, plutôt qu'une atteinte réelle de la compétence.

Dictée : L'Ane de Buridan

Madame H

L'Ane du Burianа. (1)

L'Anae de Burrisian serait mort de faim et de soif
entre un sceau d'eau et un [illegible] sceau d'avoin
parcequ'il avait hesiter trop longtemps(2) entre le
plaisir de santifaire sa faim et celui de santifaire
sa soif.

(1) BURIDAN
(2) Longtemps
(3) Sa signature qui est parfaitement réalisée.

Lettre : informez une parente ou une amie de votre accident de santé.

Chère soeur.

Vous deuz penser que j'ai été malade durant
trois semaine et c'est que qui m'a obligé à
rester durant trois semaine sans vous écrire
c'est [illegible] ce qui m'oblige à vous ecrire durant
[illegible] cette periode. Je vous embrasse bien fort

(3)

Madame H

Profil Z-score à établir d'après les subtests de 02 à 36

M

GRAVITÉ	01		0 1 2 3 4 5
COMPRÉHENSION ORALE	02	Discrimination verbale	13 20 25 30 35 40 45 50 55 60 65 70 72
	03	Parties du corps	5 10 15 20
	04	Ordres	0 5 10 15
	05	Logique, raisonnement	0 2 4 6 8 10 12
FLUENCE	06	Réal. arthrique	1 2 3 4 5 6 7
	07	Longueur phrases	1 2 3 4 5 6 7
	08	Agilité verbale	0 2 4 6 8 10 12 14
LANGAGE AUTOMATIQUE	09	Séries	0 2 4 6 8 9
	10	Récitation	0 1 2
RÉPÉTITION	13	Mots	0 2 4 6 8 10
	14	Phrases concrètes	0 2 4 6 8
	15	Phrases abstraites	0 2 4 6 8
LECTURE HTE VOIX	16	Mots	0 5 10 15 20 25 30
	17	phrases	0 2 4 6 8 10
DÉNOMINATION	18	D. par contexte	0 5 10 15 20 25 30
	19	D. images	5 15 25 35 45 55 65 75 85 95 105
	21	Enumération animaux	0 2 4 6 8 10 12141618 2023
	20	D. parties du corps	0 5 10 15 20 25 30
TRANSFORMATIONS APHASIQUES	22	P. phon. ,néol. morph.	16 14 12 10 8 6 4 2 0
	23	P. verb. synt.	24 22 20 18 16 14 12 10 8 6 4 2 0
	24	Jargons	16 14 12 10 8 6 4 2 0
COMPRÉHENSION ÉCRITE	25	Discrimination littérale	4 6 8 8 10
	26	Réc. verbale	2 4 6 8
	27	Mots épelés	0 2 4 6 8
	28	Mots-images	0 2 4 6 8 10
	29	Lecture textes	0 2 4 6 8 10
ECRITURE	30	Graphisme	0 1 2 3
	31	Ecriture automatique	0 5 10 15 20 25 30 35 40 45 47
	32	Dictée	0 2 4 6 8 10 12 14 15
	34	Dénom. écrite	0 2 4 6 8 10
	33	Evocation graph.	0 3 5 7 9 10
	36	Dictée de phrases	0 2 6 8 10 12
	35	Description	0 1 2 3 4
MUSIQUE	11	Chant	0 1 2
	12	Rythme	0 1 2

M

5

L'aphasie de Wernicke

Définition et quelques caractères généraux

L'aphasie consécutive à une lésion de l'aire de Wernicke se manifeste par une perte de compréhension du langage et une expression déviante. En raison d'un flux expressif généralement très abondant, elle est qualifiée d'aphasie fluente.

Elle s'oppose en tous points à l'aphasie de Broca : la lésion est située dans la partie postérieure de la zone du langage ; les perturbations responsables affectent le décodage ; les techniques de restauration de la compréhension orale s'adressent exclusivement au versant auditif.

« Aphasie de Wernicke » forme commune est la terminologie la plus répandue. Luria l'appelle Aphasie Sensorielle. On l'appelle Aphasie Postérieure quand la symptomatologie est incomplète ou moins typique par la présence d'autres signes.

- L'examen neurologique est souvent normal. On observe parfois une hémianopsie latérale homonyme droite et une négligence droite qui s'estompent ou disparaissent. Il n'y a pas d'hémiplégie.
- Les signes associés au début de l'accident cérébral sont généralement : une agnosie, une apraxie idéo-motrice, une désorientation temporo-spatiale.
- C'est une aphasie fréquente chez les sujets âgés.

1 Description des perturbations

L'aphasique donne une impression de mobilité, de vivacité, d'humeur joviale. Il manifeste une grande réactivité physique et mentale. Il ne comprend plus le langage et son expression est très troublée au point de ne plus être comprise par son interlocuteur.

1.1 Le trouble Expressif

Au cours d'une conversation c'est le trouble expressif qui est le plus évident parce que la production est jargonnée et irrépressible et qu'elle s'accompagne d'un comportement qui apparait étrange et inadapté. Le jargon résulte d'une accumulation d'erreurs. Celles-ci se caractérisent par des substitutions de mots : des paraphasies verbales, des substitutions de phonèmes : des paraphasies phonémiques, des substitutions en grand nombre de l'une ou des deux sortes à la fois sur un même mot : les néologismes. On observe un ordre de disparition des mots : un manque du mot quasi total sur les substantifs, puis sur les autres mots des catégories majeures. En revanche les mots fonctionnels résistent le mieux. Le patient a tendance à parler abondamment, mais la logorrhée ne fournit qu'une information très appauvrie voire nulle. Certains aphasiques semblent avoir un ou plusieurs « thèmes de prédilection » expression de mots ou paraphasies verbales réitérés. D'autres présentent un jargon réduit à quelques mots de peu de signification comme des adverbes ou des interjections. Leur expression est difficilement détournée de son cours, elle les rend incanalisables. Il est possible que la situation de dialogue soit en grande partie responsable de ce comportement parce que s'il est seul l'aphasique ne parle pas et son comportement se normalise. Toutes les situations expressives sont perturbées : répétition, dénomination, lecture à haute voix, écriture libre et dictée. Cependant les erreurs sont moins nombreuses dans des tâches proposées que dans des tâches libres. Il est fréquent d'observer des paralexies beaucoup moins nombreuses que les paraphasies produites dans l'expression spontanée.

Le trouble de compréhension n'est pas aussi apparent. Il a besoin d'être objectivé dans des situations verbales proposées et contraignantes. Un des caractères les plus remarquables de cette aphasie est que le trouble semble tout à fait ignoré de l'aphasique lui même. Il se comporte comme s'il communiquait normalement. Il est donc anosognosique et ne dispose plus du contrôle de la boucle audi-phonatoire. Il n'entend pas plus son interlocuteur qu'il ne s'entend parler. La perte de réception des sons est strictement linguistique, elle concerne le système phonémique à l'exclusion des sons et bruits physiques et musicaux. Dans le cas où le trouble s'étend aux sons non linguistiques, l'aphasie n'est qu'une composante de l'Agnosie Auditive.

1.2 Le trouble de compréhension

L'aphasique ne comprend plus le langage parce qu'il ne dispose plus du code de la langue. Lorsqu'il perçoit les paroles de son interlocuteur, il n'en distingue plus ni le sens ni les sons. La note de compréhension obtenue au bilan de langage est tout à fait caractéristique par rapport à la note de compréhension dans d'autres aphasies : elle est nulle ou très au-dessous de la moyenne. A ce moment là, lorsque l'aphasique réussit quelques items c'est avec le support d'une image ou autre support visuel. On remarque aussi que l'impossibilité de distinguer le sens des mots ne le prive pas totalement de compréhension. Au cours d'un échange il saisit de l'information. Ce qui peut surprendre en regard des performances du bilan de langage. Mais le contexte, grâce à la prosodie, reste accessible et compense le déficit segmental. On reconnait aussi une capacité de l'hémisphère droit à saisir les signifiés de quelques mots concrets.

On peut classer ces perturbations suivant deux grandes catégories.

1.2.1 La disparition du sens des mots

Elle n'est pas uniforme pour toutes les catégories grammaticales. Les substantifs sont très nettement le plus touchés. En revanche les actions sont mieux comprises. Un bilan de langage permet de le vérifier. On peut constater de façon très générale que plus un mot est porteur de sens et par là autonome dans la phrase, plus il est sensible à la dissolution. A l'inverse, subsistent les mots de catégories mineures dont le sens s'attache au contexte.

La polysémie

La perte d'un signifié n'est pas dans tous les cas une disparition pure et simple du sens d'un mot. Il s'agit d'un processus d'effacement de la signification permettant une conservation partielle du sens. Le flou lexico-sémantique créé par la désintégration du code favorise alors des confusions entre mots proches et moins proches selon la gravité du trouble. Il se produit des glissements de sens d'un mot sur un ou plusieurs autres mots avec des variations aléatoires. La pathologie rend compte de l'organisation des mots en champs lexico-sémantiques, calquée sur les champs sémantiques. Par exemple sont pareillement compris : bouteille, flacon, gourde etc. ou framboise, raisin, myrtille, ou se coucher, s'allonger, s'arrêter etc. La disparition plus sévère du nom d'objet favorise le recours à un nom générique ou encore à l'action correspondante. Par exemple l'aphasique qui ne comprend plus le stimulus « square » parce qu'il a oublié les mots qui spécifient ses attributs, comprendra de façon équivalente : espace en plein air, jardin, champ, espace vert, ou « se promener » etc. Plus il substitue de termes génériques, plus le lexique est réduit. La perte du sens des mots peut aboutir à une dissolution totale du lexique. Le trouble de décodage se traduit sur l'autre versant par des paraphasies verbales et des néologismes.

1.2.2 La désintégration du code phonologique

L'aphasique perd l'audition phonématique. Il n'entend plus les différences interphonémiques qui permettent de différencier les mots. Ceux dont les signifiants sont proches ne sont pas distingués lorsqu'ils sont présentés hors contexte, par exemple : pêche, bêche, mèche. Si l'atteinte est très sévère, des signifiants très éloignés ne seront pas distingués, par exemple : gâteau, chemin, fenêtre. Les oppositions phonémiques conservées ont tendance à prendre la place des autres. L'aphasique perçoit alors une grande quantité d'homophones. La polyphonie des signifiants est une réplique de la polysémie des signifiés. La surdité phonologique est d'autant plus marquée que les différences interphonémiques les plus éloignées ne sont plus saisies. Les paraphasies phonémiques et les néologismes traduisent le trouble de décodage phonématique sur le versant expressif. Dans l'exercice habituel du langage, le trouble phonématique est masqué par le trouble de la première articulation qui prédomine. On ne peut observer la surdité phonologique que lorsque les signifiés sont peu ou pas touchés ou qu'ils sont réacquis. Le trouble de décodage phonématique ne peut être apprécié finement que dans des conditions expérimentales qui utilisent un matériau de logatomes.

2 La rééducation

2.1 La pré-rééducation

Avant de traiter le déficit linguistique, il faut s'assurer que l'aphasique soit capable d'exécuter une consigne. L'anosognosie, l'« a-canalisation », la logorrhée, l'empêchent de le faire. Il est donc nécessaire d'agir d'abord sur ces perturbations comportementales. On demande à l'aphasique de se taire. On le lui fait comprendre par la mimique et le geste. On le signifie par « chut ! « l'index posé sur la bouche. Il faut être insistant et montrer parfois de l'autorité. Il n'arrive pas toujours à réprimer sa parole. Il s'en excuse et recommence malgré lui. On canalise son attention d'abord dans des tâches non linguistiques. On le fait manipuler des objets, jetons, vignettes, etc. Il les groupe, les classe, les ordonne. Puis il établit des catégories sémantiques : par exemple il classe des images de marques de voitures, les outils de différents corps de métiers, les ingrédients de différentes recettes de cuisine etc. Ces exercices le disposent au silence et à la concentration. Ils réactivent les champs sémantiques. On propose en même temps des mots-étiquettes pour réactiver parallèlement les champs lexico-sémantiques. Pour certains « Wernicke » légers ces exercices suffisent à lever l'inhibition du code. Ils rétablissent une simple rupture signifiant-signifié. Pour les autres, ils réactivent les référents, et les rendent aptes aux techniques utilisées ultérieurement.

2.2 La rééducation proprement dite sur les signifiés

2.2.1 La désignation

La situation est la suivante : On place devant l'aphasique trois images : par exemple une girafe, un portefeuille, une voiture et on demande « montrez-moi « portefeuille » On choisit des objets très différents en tous points : caractères physiques, fonction, signe linguistique. Il arrive que le patient ne fasse pas le geste de désigner soit parce qu'il ne comprend pas « montrez » soit parce qu'il est apraxique. On prend alors sa main et on le guide. On lui montre comment s'y prendre avec quelques exemples. Cette difficulté est vite surmontée. S'il manifeste qu'il ne comprend pas les mots ou se trompe dans la désignation, on place le mot dans une phrase de type définition par l'usage, ou descriptive, et on fournit du contexte jusqu'à ce qu'il comprenne. Par exemple : un portefeuille contient de l'argent, des billets surtout, on peut aussi y mettre des pièces d'identité... Les hommes mettent leur portefeuille dans la poche arrière du pantalon... attention aux voleurs de portefeuille. Au fur et à mesure de la récupération on propose des images d'objets sémantiquement proches : par exemple portefeuille voisinera avec porte-monnaie et porte-documents, chaise avec fauteuil et canapé, etc.

La situation de désignation permet le rétablissement du lien signifiant-signifié : le signifiant fourni par l'orthophoniste, et le signifié porté par l'image. L'aphasie légère peut ainsi régresser. Un renforcement contextuel est nécessaire pour l'aphasie de Wernicke de forme commune. Cette technique exige un grand brassage d'images. C'est une réactivation qui est visée et non un réapprentissage. Parallèlement à la présentation d'images isolées, des images de scènes réactivent le contexte linguistique. On les présente en choix multiples, et on demande : montrez-moi « le facteur qui présente une lettre » « le coureur à pied qui touche au but » le musicien qui joue du violon » etc. Des images séquentielles présentées en désordre visent la compréhension d'actions en contiguïté : montrer « le boucher qui prend le quartier de viande, le découpe, le pèse, le ficelle, l'enveloppe, le fait passer à la caisse. Etc. L'aphasique est toujours invité à travailler en silence.

2.2.2 Exécution d'ordres

On propose des exercices de manipulations d'objets sur la table ou des actions en déplacement dans la pièce. Ils réactivent la compréhension des locatifs, et préparent à la réception exclusive de messages verbaux. Ils sont préventifs de l'aphasie sémantique.

2.2.3 Les jugements de phrases

Si la progression s'est bien déroulée, on utilise une technique purement linguistique, c'est-à-dire sans appui visuel. On propose une phrase qui a une valeur de vérité pour le sens commun ou sa négation. L'aphasique doit la décoder et donner sa réponse. Il est contraint de répondre seulement par oui ou non. Il n'est pas autorisé à expliciter son jugement. Il s'abstient quand il ne sait pas. Voici quelques exemples : on fait du vin avec le raisin ; on regarde l'heure au thermomètre ; l'été est une saison froide ; les oiseaux ont des plumes ; les chats pondent des œufs ; etc.

Cette technique est très efficace pour plusieurs raisons :

- l'opérateur logique de négation très tôt acquis par l'enfant est donc aisément réacquis par l'aphasique ;
- l'aspect absurde de certaines phrases représente une facilitation de décodage ;
- on peut augmenter à volonté la longueur et la complexité des phrases ;
- l'aphasique donne sa réponse avec un seul mot.

L'utilisation est simple. Si la réponse est juste, on passe à la phrase suivante, si la réponse est fausse on explique, c'est-à-dire qu'on fournit du contexte jusqu'à ce qu'il comprenne la phrase.

En fait la difficulté de la technique est pour l'orthophoniste qui doit préparer des quantités de phrases pour chaque séance, car on est vite à court si on improvise. Comme il s'agit d'une technique de réactivation il ne serait d'aucune utilité de présenter deux fois la même phrase.

2.2.4 La réactivation lexico-sémantique

La technique vise à enrichir le lexique. On propose deux sortes d'exercices : des séries de mots sémantiquement proches et de même catégorie grammaticale comportant un intrus, par exemple : lampe crayon, ampoule, et des séries dont un des mots doit être apparié à un mot cible sémantiquement proche, par exemple : maison (cible)... journal, gâteau, bâtiment. L'aphasique répond par le numéro d'ordre du mot dans la série. S'il maîtrise la dénomination du chiffre il le dit, sinon il montre l'ordre sur ses doigts en partant du pouce. Dans la majorité des cas il peut dire le chiffre correctement.

La technique suit une progression. Elle s'applique en parallèle dès qu'on commence les jugements de phrases, avec des séries courtes et concrètes. Elle se poursuit jusqu'à la récupération avec des séries de mots abstraits et non fréquents en fonction du niveau antérieur à l'accident cérébral.

Voici la progression de la technique-intrus avec des exemples pour chaque catégorie grammaticale. Substantifs : intrus concrets intercatégoriels : chaise, clé, divan, table ; intrus concrets intracatégoriels orange, pomme, citron, pamplemousse ; intrus abstraits synonymes : célérité, promptitude, réaction, vitesse ; Adjectifs : préoccupé, soucieux, câlin, inquiet. Adjectifs complexes : évasif, allusif, évocateur, distinctif. Verbes simples : monter, marcher, grimper, Verbes complexes : anéantir, annihiler, annoncer, annuler. La technique-appariements applique la même méthode. Prenons un exemple pour la catégorie Adverbes : vraiment, néanmoins, certes, carrément.

Les techniques intrus-appariements permettent une réacquisition spécifique du lexique par des exercices très systématiques et progressifs. Elles représentent un travail considérable de préparation, mais elles sont efficaces. Et on est étonné que l'aphasique maîtrise si vite le procédé.

Sans qu'aucun exercice expressif ne soit proposé, et au contraire en demandant une écoute silencieuse tout au long de la rééducation, l'aphasique retrouve une expression correcte (un échantillon de matériau rééducatif est fourni en annexe 1).

3 Aspects saillants de l'aphasie de Wernicke

Plutôt qu'une présentation d'un cas exemplaire, nous avons choisi de montrer les aspects saillants de l'aphasie de Wernicke. Cependant le cas de Monsieur L assorti d'un commentaire du profil Z-score, est plus complet.

3.1 Madame A

Madame A est une dame de quatre vingt ans dont l'A.V.C est récent.

3.1.1 Voici des extraits de son expression spontanée, au cours d'un échange – oui je préfère plus ... avant je faisais beaucoup ... j'aime, j'aime, ... Il y a longtemps, longtemps... Avant on était ça...
Elle est plutôt « réduite » quand on veut qu'elle s'exprime sur son lieu de vie actuel et la ville où elle a longtemps habité auparavant. Il est alors nécessaire de lui dire cinq ou six phrases très redondantes pour lui faire saisir le sens de notre question et elle finit par acquiescer et répond – « avant on était ça... »

Cette expression est obtenue dans une conversation très familière, centrée sur elle, son vécu, ses liens affectifs. En revanche dans une situation expressive très directive où elle a à donner une définition, une dénomination, une répétition, soit une réponse bien ciblée, on obtient des productions inintelligibles – « trois – ata – tassé – taché, tâché. »

Ce dernier couplage revient souvent, comme expression dite « préférentielle », paraphasie verbale indéchiffrable ou jargon dont l'intonation varie de même que le débit.

3.1.2 Quand on lui demande de montrer « Robinet » à choisir entre trois images : Rhinocéros, robinet, serviette, elle montre successivement les trois images en mettant son index au-dessous de chacune et prononce en même temps, « tâ-ché » « tâ-ché » « tâché » et regarde l'interlocuteur pour demander son approbation. Il est difficile de dire si « tâ-ché » est un mot composé, une paraphasie verbale, ou néologisme composé de deux syllabes soit deux logatomes successifs. De plus la consigne n'a pas été comprise. Dès la séance suivante elle réussit l'épreuve pour quelques séries d'items à condition que les mots n'aient ni lien sémantique, ni lien morphologique.

3.2 Monsieur H

Monsieur H a 70 ans, son trouble évolue depuis quelques mois sans rééducation. Il vient en consultation externe.

- Il a quelques fragments expressifs qui paraissent appropriés quand il parle de l'A.V.C : « ça m'a pris ... comme un sauvage ... vite fait vite fait ... c'est pas normal... venu fou... un décor, un /boukiarmant/ ... je suis dans le sauvage... » Son expression libre est plutôt logorrhéique.
- Son expression contrainte est plus déficitaire : en répétition de nombres il dit cheval pour 790, se désintéresse très vite de l'épreuve, et l'abandonne. La dénomination est aidée par la présentation visuelle de l'objet ou de l'image, la réponse est beaucoup plus proche sémantiquement qu'en répétition. Pour l'image d'un porcelet il dit, avec un sourire attendri, un petit cordon (pour cochon), une poire⟶ pomme. Pour lire le mot berger dans le choix écrit chapeau – berger – mouton il commente « ça, c'est du berger allemand »

On constate que le traitement des chiffres ne respecte pas l'appartenance de rang, contrairement aux substantifs usuels.

3.3 Monsieur L

Monsieur L : Il vient en consultation externe, à environ 6 mois de l'A.V.C. Il est rééduqué à domicile.

Il s'agit d'un homme de 67 ans, retraité, qui était chef d'entreprise. Il a un niveau d'études supérieures. Il est droitier. La tomodensitométrie cérébrale montre une ischémie dans le territoire postérieur de la sylvienne gauche. La lésion est très corticale et prédomine sur le lobe temporal. Elle affecte l'aire de Wernicke et le planum temporale et touche le gyrus de Heschl ainsi que la région pariétale inférieure dans le pli courbe. L'examen neurologique est normal : on ne note ni hémianopsie latérale homonyme droite, ni troubles sensitifs.

3.3.1 Voici une épreuve qui montre les difficultés de décodage et la logorrhée. On lui demande de définir des mots, d'abord/lunettes/. Il a du mal à comprendre la consigne et montre ses lunettes posées devant lui sur la table ; « Et bien voilà, lunettes ! » dit-il. On peut penser que l'épreuve d'expression spontanée, de grande liberté, qui la précède immédiatement, et laissée sans grande transition pour une autre, ne lui permet pas de se « canaliser » dans une épreuve dont la réponse est très ciblée. On lui explique ce qu'est une définition et on lui montre le dictionnaire. La consigne passe, sa prosodie en atteste, il ponctue ses mots : « Ah ! les lunettes, ceux qui peuvent supporter, ce sont celles, parce que, c'est trop froid, étant do... parce que le ... je vis dans des pays /Zé/ où nous avons besoin d'soleil est considérable, étant donné que le soleil est très fort heu ! en Extrême orient, ces coins là, ce pays on est obligé d'avoir des lunettes... ensuite... et il me souvient d'un âge, de quarante ans, vous êtes obligés d'avoir des lunettes. Quand vous aurez quarante ans, je devais en avoir quarante... un quatre vingt... quarante et... allez-y c'était à Singapour et puis et puis... (interruption de l'orthophoniste : « D'accord » !) (il continue, ne tenant pas compte de l'invitation à s'arrêter). J'en ai trouvé... les unes chères moins chères, japonaises, allemandes, y en avait pas de françaises, elles étaient allemandes en général... »

3.3.2 Commentaire du profil Z-score (annexe 2)

Les notes de la compréhension orale, toutes inférieures à la moyenne, placent la courbe dans la partie gauche du graphique, et déterminent donc une aphasie de Wernicke. Cependant les résultats ne sont pas nuls. La désignation d'images, épreuve 02, frôle la moyenne. La note globale de compréhension est de quatre points sur sept à l'échelle du B.D.A.E. C'est la note maximale pour le type Wernicke, car à partir de cinq, la note détermine le type Broca. Ces résultats, relativement élevés, doivent être interprétés comme une récupération partielle de la compréhension (ils étaient nuls au départ de l'A.V.C, selon les informations recueillies auprès de son orthophoniste.) Les résultats des épreuves 03 et 04 sont inférieurs à l'épreuve 05 logique et raisonnement, alors que cette dernière est plus complexe. On observe de pareils résultats dans l'Aphasie Sémantique (voir chapitre X) ainsi qu'en présence d'une apraxie. La recherche plus affinée d'une sémiologie d'aphasie sémantique serait prématurée, parce que le trouble de compréhension est encore trop sévère pour qu'on puisse proposer les épreuves d'examen de cette aphasie. Mais nous pouvons mettre l'apraxie en évidence, ainsi que nous le faisons dans le paragraphe suivant.

En ce qui concerne l'expression, notons que la longueur des phrases 06 est conservée et qu'on n'observe pas de déformations arthriques dans l'expression spontanée 07 (voir l'échantillon d'expression spontanée ci-dessus). Mais l'agilité verbale 08 est un peu diminuée, contrairement à ce qu'on observe chez un Wernicke typique qui obtient le maximum dans les trois épreuves. Il faut remarquer que l'épreuve 08 ne se réfère pas à l'expression spontanée, ce qui est le cas pour les deux autres, mais à une expression répétée. Pour notre patient, cette situation linguistique est favorable à l'apparition d'erreurs. Elle consiste à répéter le plus vite possible des mots et des syntagmes. On note que les deux erreurs produites, ne sont pas dues à un manque de rapidité, mais à un mauvais ciblage du stimulus. Le patient produit une paraphasie phonémique et une paraphasie verbale. Ainsi pour « catégorique « il dit « catégolfine » et pour « bébé pleureur » il dit en se reprenant « enfant pleurer, bébé pleure, bébé pleurneur ». Tous les autres items sont répétés sans erreurs et avec le maximum de vitesse. La répétition de cet item se caractérise par une conduite d'approche. Elle n'est pas habituelle chez un Wernicke. C'est pourquoi elle mérite d'être relevée, même si elle ne s'est manifestée qu'une seule fois. A contrario le comportement d'approche est habituel dans les aphasies Afférente Kinesthésique et de Conduction dont la perturbation de base est l'apraxie (voir chapitre 11 et 13). Par conséquent on peut penser que les erreurs, bien que discrètes, puisqu'on ne relève que deux items erronés sur les sept de l'épreuve d'agilité, sont causées par l'apraxie. Mais il convenait d'étendre l'investigation pour mieux cerner la présence et le contenu de cette apraxie. Nous avons proposé pour cela une épreuve de praxies bucco-faciales. Elle a permis de conclure à une apraxie modérée de type afférentiel. Par exemple, voici sa réponse quand on lui demande de faire claquer sa langue : sur ordre ⟶ « Toc, Koc, Koc, » sur imitation ⟶ « Kloc » et les gestes sont produits dans un contexte de recherche au hasard.

Les difficultés praxiques s'expriment aussi dans d'autres rubriques : répétition, lecture à haute voix et dénomination sans support visuel : épreuves 18, 20 et 21, où on constate des erreurs de ciblage et de réalisation phonémique.(voir chapitre 11 Aphasie Afférente-Kinesthésique) Le profil Z-score permet de pointer l'évolution de cette aphasie de Wernicke vers un autre type d'aphasie. L'apraxie, confirmée par des épreuves complémentaires, indique qu'une autre perturbation primaire se situe sur l'autre versant du langage. On est donc amené à faire un pronostic d'Aphasie Mixte (voir chapitre 14 aphasies dérivées de la Conduction), et par là même, de gravité de l'aphasie de ce patient.

La compréhension écrite montre des performances un peu supérieures à celles de la compréhension orale. Nous avons eu la confirmation d'un entraînement rééducatif important du langage écrit de la part de son orthophoniste, le patient demandant qu'elle lui fournisse des textes.

Des résultats de l'examen du langage écrit, nous avons conclu à une dyslexie dysorthographie profonde sévère. On peut en effet vérifier sur le profil que la compréhension textuelle n'est pas très au-dessus de la compréhension de récits : note 4 pour l'oral, note 5 pour l'écrit.

Nous avons pu vérifier avec ce patient ce que nous avions observé chez beaucoup d'autres, la particulière sévérité de l'aphasie de Wernicke lorsqu'elle comporte une apraxie. En outre il a présenté une Alexie Agraphie du pli courbe dont la symptomatologie est bien distincte de l'aphasie. Ce cumul constitue une aggravation importante de son aphasie de Wernicke. Nous proposerions à ce moment d'évolution, outre la rééducation de base du décodage des signifiés, celle de la réception phonologique. En effet la passation d'une épreuve de décision phonologique a montré de très mauvais résultats (voir le chapitre de la Surdité verbale). Nous rééduquerions le langage écrit parallèlement et indépendamment du langage oral.(voir la rééducation de Madame CCD chapitre XIII Aphasie de conduction pour un aperçu de la rééducation de l'alexie agraphie du pli courbe).

Annexe 1 Échantillon de matériau linguistique

1 Jugement de phrases

1.1 Simple

Écoutez, si c'est juste, si vous êtes d'accord, vous dites oui ; si c'est faux, si vous n'êtes pas d'accord vous dites non.
Ne dites pas autre chose que oui ou non.
On a l'heure avec un thermomètre.
Un requin est un animal domestique.
Le cidre est le jus du raisin.
Le vétérinaire soigne les animaux
Une balance sert à peser.
L'oculiste ajuste les montres.
Il y a 3 saisons.
Le spéléologue visite les souterrains.
Le rempailleur est un ouvrier d'usine.
Il y a 4 points cardinaux.
On prend sa retraite quand on n'a pas commencé à travailler.
Les lacs se jettent dans la mer.
Les oiseaux volent.
Le marteau est un meuble.
Un fauteuil n'a pas d'accoudoirs.
Une bêche est un ustensile de cuisine.
On pose la vaisselle dans l'égouttoir.
Un imperméable protège du soleil.
Il mesure 30 kilos de haut.
Les arbres ont des racines.

1.2 Plus complexe

Une maison de village est une maison isolée.
Chaque pays a sa langue, tous les hommes parlent la même.
On dit qui vole un œuf vole un bœuf.
On dit qui se ressemble s'attend.
Incommodé par la chaleur, j'ai enfilé un vêtement supplémentaire.
On dit qu'il n'y a que les montagnes qui ne se rencontrent pas.
Dans une commode ; quel que soit le nombre de tiroirs, on suspend facilement des vêtements.

Elle aime avoir ses chaussures bien cirées, à cet effet elle patauge dans la boue.
Mon fils est un élève brillant et ses professeurs n'en font que des compliments. Il était encore dernier ce trimestre.
Se référant à la bible, ne dit-on pas que tout le malheur du monde vient de ce qu'Adam a croqué la pomme.
Il est raisonnable de penser que l'avancement de la technologie a permis l'avancement de l'âge de la retraite.

2 Appariements

Intrus

– intercatégoriels concret	1)	rose, tulipe, stylo, œillet
	2)	chemise, vélo, pantalon, blouse
– intra-catégoriel concret	1)	porto – champagne – citronnade – pastis
	2)	guitare – violon – contrebasse – trompette
Qualitatif abstrait	1)	avant – maintenant – encore – après
	2)	réfléchir – additionner – multiplier – soustraire
	3)	couleur – bonheur – saveur – moiteur

Synonymie-analogie-antonymie

concret	1) vélo	– locomotive – avion – tricycle
	2) livre	– crayon – lecture – lunettes
Qualitatif abstrait	1) remontrance	– ressentiment – reproche – récrimination
	2) énerver	– entourer – corriger – calmer – donner
	3) parmi	– autour – entre – près

Monsieur L

Profil Z-score à établir d'après les subtests de 02 à 36

M

GRAVITÉ	01		0 1 2 3 4 5
COMPRÉHENSION ORALE	02	Discrimination verbale	13 20 25 30 35 40 45 50 55 60 65 70 72
	03	Parties du corps	5 10 15 20
	04	Ordres	0 5 10 15
	05	Logique, raisonnement	0 2 4 6 8 10 12
FLUENCE	06	Réal. arthrique	1 2 3 4 5 6 7
	07	Longueur phrases	1 2 3 4 5 6 7
	08	Agilité verbale	0 2 4 6 8 10 12 14
LANGAGE AUTOMATIQUE	09	Séries	0 2 4 6 8 9
	10	Récitation	0 1 2
RÉPÉTITION	13	Mots	0 2 4 6 8 10
	14	Phrases concrètes	0 2 4 6 8
	15	Phrases abstraites	0 2 4 6 8
LECTURE HTE VOIX	16	Mots	0 5 10 15 20 25 30
	17	phrases	0 2 4 6 8 10
DÉNOMINATION	18	D. par contexte	0 5 10 15 20 25 30
	19	D. images	5 15 25 35 45 55 65 75 85 95 105
	21	Enumération animaux	0 2 4 6 8 10 12141618 2023
	20	D. parties du corps	0 5 10 15 20 25 30
TRANSFORMATIONS APHASIQUES	22	P. phon. ,néol. morph.	16 14 12 10 8 6 4 2 0
	23	P. verb. synt.	24 22 20 18 16 14 12 10 8 6 4 2 0
	24	Jargons	16 14 12 10 8 6 4 2 0
COMPRÉHENSION ÉCRITE	25	Discrimination littérale	4 6 8 8 10
	26	Réc. verbale	2 4 6 8
	27	Mots épelés	0 2 4 6 8
	28	Mots-images	0 2 4 6 8 10
	29	Lecture textes	0 2 4 6 8 10
ECRITURE	30	Graphisme	0 1 2 3
	31	Ecriture automatique	0 5 10 15 20 25 30 35 40 45 47
	32	Dictée	0 2 4 6 8 10 12 14 15
	34	Dénom. écrite	0 2 4 6 8 10
	33	Evocation graph.	0 3 5 7 9 10
	36	Dictée de phrases	0 2 6 8 10 12
	35	Description	0 1 2 3 4
MUSIQUE	11	Chant	0 1 2
	12	Rythme	0 1 2

M

Note à l'échelle de compréhension : 4/7

6

Aphasies de réception

Définition et caractères généraux

Des lésions moins centrées sur l'aire de Wernicke proprement dite, touchant d'autres parties du lobe temporal ou le carrefour temporo-pariéto-occipital, entraînent des différences sémiologiques. Celles-ci permettent de distinguer plusieurs formes d'aphasie qui altèrent diversement la compréhension verbale. Leur richesse sémiologique traduit l'importance de la partie postérieure de la zone du langage pour la fonction linguistique.

Elles se définissent par une prédominance du trouble de décodage. Pour cette raison essentielle elles sont apparentées à la forme canonique du « Wernicke ». Ce sont, ou bien des aphasies qui constituent une typologie bien individualisée, reconnue comme autonome c'est-à-dire L'Aphasie transcorticale sensorielle et l'Aphasie sémantique, ou des formes moins sévères de l'Aphasie de Wernicke, ou encore moins facilement identifiables : La Surdité Verbale et la Dysphasie profonde, l'Aphasie acoustico-amnésique. On les observe d'emblée ou comme formes évolutives d'aphasies de Wernicke et postérieures.

1 Les caractères communs

a) On n'observe pas le trouble de la communication et du comportement décrit dans le « Wernicke » : Logorrhée, a-canalisation, anosognosie.
b) Le trouble prédomine sur l'une ou l'autre des deux articulations : signifié ou signifiant.
c) Il est atténué par rapport au « Wernicke ».
d) Le trouble de réception du langage a des répercutions sur l'expression.

2 Les types d'aphasies

La Surdité verbale et la Dysphasie profonde qui en est une forme apparentée sont exposées dans le même chapitre 7.

L'Aphasie acoustico-amnésique (chapitre 8), l'Aphasie Transcorticale Sensorielle (chapitre 9), l'Aphasie Sémantique (chapitre 10), occupent chacun un chapitre.

7

La surdité verbale

Définition et caractères généraux

Le patient n'arrive à saisir qu'une partie du sens des mots et il cherche à deviner ce qu'on lui dit. L'absence de clarté et d'évidence de l'information crée un inconfort psychologique, et comme une personne devenue sourde, le patient a tendance à faire répéter le message. Le trouble de décodage des signifiants retentit sur l'expression qui devient hésitante et imprécise avec des réitérations de mots et des paraphasies phonémiques plus ou moins nombreuses. Au cours de la conversation, l'aphasique est tenté d'écrire, mais le résultat n'est pas concluant.

L'aphasique perd la capacité à reconnaitre les sons linguistiques exclusivement.

Déjerine décrit la Surdité Verbale Pure consécutive à une lésion sous corticale temporale gauche. Cette terminologie est en usage. Mais il est extrêmement rare de l'observer comme forme pure, c'est-à-dire comme atteinte exclusive des sons linguistiques : les signifiants, et installée d'emblée au moment de l'accident cérébral. Au contraire elle est moins rare si elle accompagne soit une forme atténuée d'aphasie de Wernicke soit une agnosie auditive. Et dans ces deux derniers cas les lieux lésionnels et les symptomatologies sont différents.

1 Description des perturbations

On est guidé dans le diagnostic par le comportement de l'aphasique qui rappelle celui d'une personne devenue sourde. Quand on lui demande de quoi il se plaint il dit d'abord qu'il entend mal. Il tend l'oreille quand on lui parle. Il dit « je n'ai pas compris » ou « parlez moins vite ». Il dit qu'il ne reconnait plus sa langue, que les gens ont un accent étranger. Par exemple il entend un accent espagnol alors qu'il ne connait pas cette langue. Il sait très bien qu'il se trompe car il connait les gens qui parlent et reconnait leur voix. Il dit spontanément qu'il n'a aucun problème pour lire. Si on lui demande « et pour écrire ? » Il est moins affirmatif : il dit que son écriture a changé, qu'elle est moins belle, mais il est capable d'écrire si on lui donne une consigne d'écriture libre.

1.1 La perturbation responsable

On peut parfois observer une période de sidération qui suspend toute réception du langage, puis l'aphasique retrouve une certaine compréhension avec la saisie des signifiés. Ce qui lui permet de saisir le sens de la plupart des mots. La compréhension d'une phrase et surtout d'un énoncé plus long est approximative. Mais en absence de contexte, un mot peut être confondu avec un synonyme. Si le signifiant est en partie décodé, en partie deviné il est confondu avec un mot morphologiquement proche comme on le constate chez un sourd. Par exemple : palais est entendu malais ou balai. La conséquence ultime de la perte des signifiants est l'impossibilité de décoder les logatomes. La répétition, l'épellation ou la dictée rendent compte de la perturbation.

Cette description est insuffisante pour caractériser une Surdité Verbale Pure. Pour une approche qualitative du déficit il est nécessaire de le considérer en fonction des critères suivants : la catégorie grammaticale du mot, c'est-à-dire sa valeur lexico-sémantique, la fréquence dans la langue, la longueur du mot ou segment de discours.

1.2 Les résultats du bilan

1.2.1 L'expression spontanée est presque normale. On observe quelques paraphasies phonémiques qui peuvent donner lieu à des néologismes. Elles sont d'autant plus nombreuses que la surdité est sévère et dans ce cas il n'y a pas d'autocorrection. Si la surdité est moindre, l'aphasique tente d'éviter l'erreur en marquant des interruptions, des hésitations, un ralentissement de son débit, mais sans y parvenir, car il l'entend après coup. L'échange conversationnel est possible avec des redites de l'interlocuteur et à un niveau simple et familier.

1.2.2 Le décodage des mots fait apparaitre des erreurs principalement sur les mots appartenant aux catégories mineures et de façon notoire sur les adverbes peu courants et longs : par exemple /essentiellement/ est entendu /principalement/. Les mots de catégories majeures surtout les substantifs sont beaucoup mieux décodés que les autres. Les erreurs n'apparaissent que si les noms sont inconnus, ou abstraits ou complexes et non fréquents. Mais la longueur parait moins affecter les substantifs concrets que les autres catégories. Les nombres qui appartiennent à la classe des adjectifs déterminatifs sont souvent très erronés et on trouve aussi beaucoup d'erreurs pour les mots fonctionnels. Cette dissociation est retrouvée quelle que soit la situation linguistique proposée. Mais plus le contrôle auditif intervient, plus les erreurs augmentent. Donc les erreurs vont en croissant de la lecture à la répétition en passant par la désignation et la dictée.

1.2.3 La lecture textuelle est généralement parfaite. Il est courant de voir un patient hospitalisé occupé à lire un roman. Pour les cas sévères, il peut y avoir quelques rares erreurs en lecture de mots isolés et de catégorie mineure, mais les nombres sont bien lus. Alors que dans la dictée, les nombres sont les mots le plus erronés.

1.2.4 Une épreuve de décision phonologique est indispensable. Elle permet de cibler les oppositions phonémiques effacées (voir annexe 1). Le système vocalique résiste beaucoup mieux : Il arrive que l'aphasique n'entende que les sons voyelles lors d'une première passation de l'épreuve. Il choisit ainsi une stratégie d'évitement consonantique. Il suffit alors de lui faire remarquer pour qu'il dirige correctement son attention.

Quand la surdité verbale apparait dans le cadre d'une aphasie de conduction, il convient de tester aussi les capacités de fusion syllabique.

Le bilan permet d'observer que la perte des signifiants est d'autant plus marquée que le signifié est faible et dépendant du sens contextuel. Et au contraire les signifiés forts et autonomes, au plus haut de la hiérarchie du sens, sont peu atteints, et ils sont moins sensibles à l'effet de longueur du signifiant.

2 La rééducation

Il faut restituer un décodage correct de l'ensemble des mots du lexique quels que soient leurs signifiants.

2.1 Expliquer le déficit

On met le patient en échec dans des situations bien contrôlées : On écrit une phrase sous ses yeux, par exemple « Il est /habile/ dans son art » tout en prononçant a/p/i/l, et on lui fait remarquer qu'il n'a pas entendu la différence. On lui demande de répéter des syllabes, puis on lui fait constater qu'il a répété des mots à la place : par exemple voc ⟶ vogue, chin ⟶ chien, souf ⟶ ouf, bijai ⟶ billet, pounin ⟶ poulain.

2.2 L'entraînement

2.2.1 On écrit deux mots paronymes. On commence par deux substantifs simples et concrets, par exemple : un tas – un pas.

On fait remarquer

1) que les phonèmes /t/ /p/ sont différenciateurs de signification
2) qu'une différence auditive correspond à une différence articulatoire.

On réactive la boucle audiphonatoire en faisant prendre conscience des positions et sensations de l'articulation. La visualisation de schémas articulatoires est facilitatrice, surtout si une apraxie gestuelle ou verbale se surajoute comme c'est le cas dans une aphasie mixte. Ce qu'on vérifie par des épreuves de fusion syllabique.

2.2.2 L'aphasique désigne soit /p/ soit /t/ à l'écoute d'une série de syllabes, par exemple : pi, ot, ap, té, etc.

2.2.3 On propose des logatomes de deux ou plusieurs syllabes comportant les deux phonèmes à la fois, que le patient doit désigner dans l'ordre, par exemple : atipo, upépi, atutopa, etc. On entraine toutes les oppositions détruites, la sériation et la rapidité.

2.2.4 Parallèlement on propose un décodage :

- de séries où l'intrus est un mot, exemple : laneur, ladeur, labeur.
- de séries où l'intrus est un logatome, exemple : doulé, vallée, dallé.
- de séries de mots appartenant aux catégories que nous avons définies comme sensibles et telles que le bilan de chaque aphasique les montre. Les mots sont des paronymes complexes qui l'obligent à faire une analyse phonologique pour saisir leur signifié respectif, par exemple :
  1) mots abstraits :
     a/ mot cible relation : quereller – carreler – corréler,
     b/ mot cible sentiment : attention – ascension – aversion, etc.
  2) monèmes grammaticaux mot cible par contre : – et – donc – mais.

- d'une phrases définie par des mots morphologiquement proches, par exemple : On trouve de multiples idées dans les partis politiques : prodigalité – pluralité – proximité.

3 Exemple illustratif de la surdité verbale

Madame S – 67 ans, droitière, niveau baccalauréat, retraitée fonction publique.

3.1 Dossier médical

Des troubles du langage apparaissent brutalement alors qu'elle téléphone.

Scanner : petit infarctus – substance blanche dans la profondeur de l'aire de Wernicke, épargne le cortex temporal gauche.
Le bilan neurologique est normal.

3.2 Le bilan

3.2.1 Le bilan aphasiologique ne peut être fait de façon systématique à cause de l'anxiété. Elle a des crises de désespoir et de larmes qui se produisent à chaque séance. Ce qui n'empêche pas une certaine anosognosie du trouble du langage. Elle ne collabore pas à la rééducation. On peut cependant constater que l'aphasie est de type Wernicke peu sévère puisqu'elle désigne objets ou images et exécute des ordres simples, enfin que l'échange conversationnel est conservé. Le fait notoire concerne la lecture. Elle lit des livres. Si la lecture silencieuse est préservée comme elle l'affirme, nous constatons que la lecture à haute voix est très perturbée par des paralexies et des néolexies. Il semble qu'elle reste capable d'écrire au fil de la plume, mais il ne nous est pas donné d'en juger davantage car elle refuse d'écrire. L'expression conversationnelle est fluente, mais sortie des banalités elle se révèle peu informative. Elle est cantonnée à des phrases toutes faites traduisant des généralités. La patiente donne l'impression d'éviter de se mettre en difficulté. Quand on comprend ce qu'elle veut dire et qu'on la met sur la voie, elle arrive à donner de l'information mais livrée à elle-même sur un thème déterminé, elle produit persévérations, digressions et paraphasies si on insiste pour avoir des précisions.

Son hospitalisation est de courte durée. Elle pense que de retour chez elle, retrouvant son cadre de vie et ses animaux familiers, tous ses problèmes rentreront dans l'ordre. Elle vit habituellement seule, elle refuse que l'on mette ses proches au courant de son trouble du langage. Il semble qu'elle n'ait pas vraiment réalisé qu'elle ne s'exprime plus de façon à être bien comprise. Elle se laisse convaincre d'une nécessaire rééducation, et environ trois semaines après sa sortie elle revient deux fois par semaine à l'hôpital.

3.2.2 Bilan : Environ un mois et demi après l'A.V.C. (B.D.A.E – HDAE)

L'évaluation du bilan prend beaucoup de temps sur les premières semaines de rééducation, car elle montre peu d'empressement à coopérer, critique facilement ce qu'on propose, disant qu'elle ne comprend pas à quoi ça sert, ou que c'est infantile. Elle a aussi des accès de désespoir et de pleurs. Voici ce que l'on obtient en réponse à « Pourriez-vous exposer en quoi consistait votre activité professionnelle ? » – « Là, on n'est pas arrivé, pas du tout même. Vous savez donc, la chose qui est le plus long, avec la même. C'est très vieux comme histoire, mais ça joue encore, il y a encore. A vrai dire j'ai travaillé sans arrêt, seulement, ce qu'il y a, c'est que très vite ; c'est compliqué de parler de ça. J'avais la possibilité de travail, uniquement le travail. J'avais toujours du travail, mais sans avoir du travail toujours. Vous comprenez ? j'en suis pas sûre ! Si vous voulez je travaillais... et à d'autres moments... Ah bon Dieu comment vous l'expliquez, je travaillais ... pour ne pas avoir d'ennui, je m'avançais comme ça – bon – avec la sécu-ri-té so-cia-le »

Et voici comment elle décrit l'image de la scène de la mère et des deux enfants dans la cuisine. « Ah bon Dieu, je vois surtout qu'il y a /def, gâts/ partout ca-tas-tro-phe... c'est ça ?

- (je lui demande de décrire davantage)
- « D'abord les enfants qui ont les /cano/ (probablement pour gâteaux) vont manger, boire et tomber, bien sûr les eaux les /psin/ ? /l'étui/ ? (elle montre l'eau qui déborde de l'évier) qui tombe, qui est tombé. Enfin les gens qui n'ont pas beaucoup, tombent de tout, ils cassent tout, ça va ? »

La dénomination est correcte pour les actions et les parties du corps. Les autres catégories lexicales présentent quelques paraphasies phonémiques et verbales, mais il n'y a pas de véritable manque du mot au sens d'absence de réponse. Le manque du mot est patent dans l'épreuve d'évocation de noms d'animaux.

La répétition montre les performances de la dénomination pour les mots isolés, mais la répétition de phrases est impossible. Elle dit après les essais infructueux « non je ne peux pas » « non je n'y arrive pas ».

Pour la compréhension, on observe une inversion de l'ordre habituel des résultats. L'épreuve : « opérations intellectuelles complexes » qui traite des énoncés et histoires est meilleure que la désignation d'images. Dans cette dernière épreuve, où elle décode des mots isolés, elle se comporte comme si elle entendait mal : à chaque instant elle s'exclame, qu'est-ce que vous avez dit, j'ai pas compris, pardon, qu'est-ce que vous avez dit, comment, il faut répéter l'item systématiquement. Très consciente de son comportement elle dit « vous comprenez moi je suis parisienne » et elle incrimine l'accent marseillais. Pourtant la compréhension des actions est immédiate et sans aucune erreur.

En lecture, on retrouve une opposition radicale entre phrases lues à haute voix quasi-nulles et textes, pour lesquels nous lui demandons une lecture silencieuse, qui sont quasi-corrects.

La lecture de syllabes est impossible, elle substitue à l'occasion des mots approchants.

En écriture : elle copie comme un témoin cultivé après un simple coup d'œil au modèle, et sans erreur. Et elle a conservé des automatismes d'écriture concernant état civil, adresse etc. mais la dictée est très déficitaire. Elle écrit avec de nombreuses erreurs lettres isolées, chiffres, syllabes. Pour les mots isolés, elle passe par une représentation visuelle globale et fait des erreurs de mots morphologiquement proches va ⟶ vingt toi ⟶ toile. Pour la dictée de phrases elle fait répéter, principalement les mots grammaticaux, elle ne saisit pas toujours le sens de la phrase. Les logatomes sont erronés ou transformés en mots proches zu ⟶ zut ch ⟶ chou. Elle n'entend pas du tout certains adverbes ou prépositions et ne peut les écrire.

L'épreuve d'épellation est impossible.

3.2.3 Résultats

La surdité verbale due à un trouble de réception phonologique occasionne dysphasie « profonde », dyslexie, dysorthographie « profonde ». Elle représente la perturbation majeure. La restauration visera par conséquent le rétablissement de la capacité de décodage. Si le trouble de répétition ne disparaît pas avec le traitement, il sera reconsidéré le moment venu. La note de compréhension se situe entre Broca > 5 et conduction > 6. Elle est de 5,5/7. (annexe)

3.3 Rééducation

Sautant les premières étapes, nous l'avons abordée avec la désignation d'images d'objets et d'actions sémantiquement proches (voir chapitre V).

Le matériau d'images ne lui plaisait pas parce qu'elle le jugeait infantile, de façon générale elle était rétive à ce que nous proposions. Très vite, nous avons entraîné la réception auditive directement avec des séries de mots en appariement catégoriel. En correspondance d'un mot ou d'une définition, elle devait désigner le doigt de la main, car nous avons remarqué que ses réponses étaient plus souvent justes quand elle ne parlait pas.

A ce moment là, elle est encore assez anosognosique et il faut lui expliquer encore le pourquoi des exercices, comme nous le faisions pendant l'hospitalisation. Elle les trouve sans intérêt, cependant sa compréhension s'améliore. Voici quelques exemples des exercices proposés :

- pour détecter l'intrus : scie – tournevis – pied – marteau.
- pour apparier le synonyme : habitation ⟶ jardin, terrasse, logement.
- pour apparier le contraire : attacher ⟶ nouer, détacher, rattacher.
- pour apparier la définition : objet qui abrite de la pluie : parasol, imperméable, tonnelle, parapluie.

On constate une amélioration de l'expression spontanée qui contient plus de substantifs. La dénomination est meilleure mais la répétition s'est peu améliorée.

Nous évaluons à nouveau le décodage en comparant les résultats à partir de séries sémantiquement proches versus morphologiques. Les séries sémantiques auxquelles elle a été entraînée sont correctes, les séries phonologiquement proches ne sont pas décodées dans l'ensemble. Voici un exemple : écraser avec un moulin ⟶ meule, moule, moudre, elle indique le n° 2.

La rééducation prend alors une nouvelle orientation ; nous abandonnons les séries sémantiques pour un entraînement exclusif de la réception phonologique. Le changement lui a demandé un temps d'adaptation, nous avons eu à lui expliquer que si les mots pouvaient être proches par leur consonance ils pouvaient être au contraire très différents par leur signification. Nous lui avons d'abord présenté deux mots écrits puis les avons accompagnés de leur dessin – et ainsi, pour pain et main, par exemple, la différence phonologique, et par là même notre but, a été immédiatement saisie. Ce qui nous a permis de viser alors directement la réception auditive.

Voici quelques séries d'exemples :

Synonymes : peur ⟶ valeur, malheur, frayeur, couleur.

Définition : tour munie d'une puissante lumière : barre, gare, phare, sard.

Contraires : propre ⟶ mâle, cale, sale, dalle.

Après quelques temps, nous avons repris l'entraînement pour les catégories sémantiques encore déficitaires : monèmes grammaticaux (prépositions et adverbes surtout) et les chiffres. Enfin nous avons abordé la réception des logatomes. L'entraînement s'effectuait dans trois situations : désignation, dictée, appariement oral. Nous avons constaté la récupération quasi totale du déficit ciblé : décodage lexico-sémantique et phonologique mais la récupération expressive restait insuffisante dans sa qualité informative, la répétition s'était peu améliorée, nous étions confrontées à une pathologie expressive légère, de type conduction qui nécessitait une nouvelle orientation de la rééducation. Madame S. a arrêté sa rééducation à ce moment là, pour convenance personnelle. La prise en charge a duré trois mois.

3.4 Commentaire du profil Z-score

La courbe se situe entièrement dans la partie droite du graphique, ce qui indique que la compréhension est supérieure à celle d'un Wernicke. Elle est de 5 points et demi sur 7. La note correspond donc à celle d'une aphasie de Broca ou de Conduction.

Il faut remarquer que l'épreuve de compréhension de récits 05, la plus complexe, est quasi normale, alors que la désignation d'images d'objets et parties du corps 02 et 03 qui met en jeu la compréhension simple d'un mot concret, est nettement erronée. Les ordres 04 ont une note entre les deux. Ces résultats sont attendus dans la surdité verbale. Ils peuvent être expliqués par la facilitation apportée à la fois par le contexte et la longueur du stimulus. Ces deux facteurs interviennent pour élucider le sens de chacun des mots. Autrement dit, l'aphasique comprend mieux une phrase qu'un mot isolé. Les consignes des ordres 04 sont de complexité et de longueur intermédiaires.

La répétition n'est pas erronée de façon uniforme. Elle est meilleure pour les phrases que pour les mots, comme dans la compréhension orale, et pour les mêmes raisons. La supériorité des phrases abstraites 15 sur les concrètes 14 montre bien que le décodage du message ne dépend pas de la complexité des signifiés. On devait s'attendre à une lecture à haute voix proche de la normale. Les mauvais résultats des épreuves 16 et 17 ainsi qu'à l'épreuve 27 traduisent un trouble de l'encodage phonologique. Il indique qu'une composante expressive se surajoute au trouble prédominant. Les épreuves de dénomination montrent une anomie. Elle n'est pas habituelle dans une Surdité verbale pure. Le langage écrit est dans l'ensemble typique de la surdité verbale, sauf l'échec quasi total des mots épelés 27 qui traduit, comme nous l'avons dit plus haut, les difficultés de ciblage phonologique et de réalisation syllabique.

4 Forme apparentée : la dysphasie profonde

C'est un syndrome défini depuis quelques années par l'École cognitiviste. Il présente une grande similitude avec la Surdité Verbale. On le définit ainsi :

- atteinte des unités phonologiques.
- atteinte des unités grammaticales.
- atteinte des unités lexico-sémantiques complexes et abstraites.
- Dyslexie-dysorthographie profonde.

On observe une expression spontanée plus anomique, où on trouve à la fois des paraphasies phonémiques et des paraphasies verbales et un langage écrit déficitaire qui nécessite une rééducation spécifique. L'aphasique n'a pas de comportement particulier dans la communication. Et les conditions d'apparition sont différentes de celles de la Surdité verbale.

Epreuve de discrimination phonologique

Vous allez entendre des syllabes sans signification. Efforcez-vous de ne pas trouver de sens à ce que vous entendrez.

Je vais vous dire des syllabes 2 par 2 ; tantôt ces syllabes seront les mêmes, tantôt elles seront différentes. Quand elles seront les mêmes, vous direz « oui » ou vous acquiescerez par un hochement de tête. Quand elles seront différentes, vous direz « non » ou vous ferez un signe de négation (mimer le signe en parlant).

Je cacherai ma bouche pour que vous ne soyiez pas aidé par ma prononciation.

Je vous donne un exemple zou – zou oui ti – bi non

ITEMS	D.I.Ph	Réponses	Notes 1/0	Err. D. I. Ph.				
				0	1	2	3	4
1. mu-fu	4	——	———	–	–	–	–	–
2. reu-meu	3	——	———	–	–	–	–	–
3. sa-pa	2	——	———	–	–	–	–	–
4. ju-zu	1	——	———	–	–	–	–	–
5. ché-né	4	——	———	–	–	–	–	–
6. pan-nan	3	——	———	–	–	–	–	–
7. lin-lin	0	——	———	–	–	–	–	–
8. bel-pel	1	——	———	–	–	–	–	–
9. gnon-chon	4	——	———	–	–	–	–	–
10. ni-ni	0	——	———	–	–	–	–	–
11. cho-po	2	——	———	–	–	–	–	–
12. goui-goui	0	——	———	–	–	–	–	–
13. so-mo	4	——	———	–	–	–	–	–
14. mié-vié	3	——	———	–	–	–	–	–
15. rui-dui	2	——	———	–	–	–	–	–
16. tian-pian	1	——	———	–	–	–	–	–
17. fu-gnu	4	——	———	–	–	–	–	–
18. li-ki	3	——	———	–	–	–	–	–
19. lail-jail	2	——	———	–	–	–	–	–
20. nouil-louil	1	——	———	–	–	–	–	–
21. chou-gnou	4	——	———	–	–	–	–	–
22. vi-vi	0	——	———	–	–	–	–	–
23. veu-leu	2	——	———	–	–	–	–	–
24. dui-tui	1	——	———	–	–	–	–	–
25. son-mon	4	——	———	–	–	–	–	–
26. gnan-lan	3	——	———	–	–	–	–	–
27. mien-guien	2	——	———	–	–	–	–	–
28. sail-zail	1	——	———	–	–	–	–	–
29. nur-nur	0	——	———	–	–	–	–	–
30. zeu-gneu	3	——	———	–	–	–	–	–
31. fian-fian	0	——	———	–	–	–	–	–
32. choui-choui	0	——	———	–	–	–	–	–
33. gneu-gneu	0	——	———	–	–	–	–	–
34. fuin-luin	3	——	———	–	–	–	–	–
35. teil-cheil	2	——	———	–	–	–	–	–
36. jail-vail	1	——	———	–	–	–	–	–
37. gni-chi	4	——	———	–	–	–	–	–
38. lio-pio	3	——	———	–	–	–	–	–
39. gui-vui	2	——	———	–	–	–	–	–
40. ko-go	1	——	———	–	–	–	–	–
Totaux :								

Madame S

Profil Z-score à établir d'après les subtests de 02 à 36

			Scale values (left of M)	M	Scale values (right of M)
GRAVITÉ	01		0 1 2		3 4 5
COMPRÉHENSION ORALE	02	Discrimination verbale	13 20 25 30 35 40 45 50 55		60 65 70 72
	03	Parties du corps	5 10 15		20
	04	Ordres	0 5 10		15
	05	Logique, raisonnement	0 2 4		6 8 10 12
FLUENCE	06	Réal. arthrique	1 2 3 4 5		6 7
	07	Longueur phrases	1 2 3 4 5		6 7
	08	Agilité verbale	0 2 4 6		8 10 12 14
LANGAGE AUTOMATIQUE	09	Séries	0 2 4		6 8 9
	10	Récitation	0 1		2
RÉPÉTITION	13	Mots	0 2 4 6		8 10
	14	Phrases concrètes	0 2 4		6 8
	15	Phrases abstraites	0 2		4 6 8
LECTURE HTE VOIX	16	Mots	0 5 10 15		20 25 30
	17	phrases	0 2 4		6 8 10
DÉNOMINATION	18	D. par contexte	0 5 10 15 20		25 30
	19	D. images	5 15 25 35 45 55 65		75 85 95 105
	21	Enumération animaux	0 2 4 6		8 10 121416182023
	20	D. parties du corps	0 5 10 15		20 25 30
TRANSFORMATIONS APHASIQUES	22	P. phon. ,néol. morph.	16 14 12 10 8 6		4 2 0
	23	P. verb. synt.	24 22 20 18 16 14 12 10 8		6 4 2 0
	24	Jargons	16 14 12 10 8 6 4		2 0
COMPRÉHENSION ÉCRITE	25	Discrimination littérale	4 6 8		8 10
	26	Réc. verbale	2 4 6		8
	27	Mots épelés	0 2		4 6 8
	28	Mots-images	0 2 4 6		8 10
	29	Lecture textes	0 2 4		6 8 10
ECRITURE	30	Graphisme	0 1 2		3
	31	Ecriture automatique	0 5 10 15 20 25 30		35 40 45 47
	32	Dictée	0 2 4 6 8 10		12 14 15
	34	Dénom. écrite	0 2 4		6 8 10
	33	Evocation graph.	0 3		5 7 9 10
	36	Dictée de phrases	0 2		6 8 10 12
	35	Description	0 1		2 3 4
MUSIQUE	11	Chant	0 1		2
	12	Rythme	0 1		2

M

Note à l'échelle de compréhension 5,5/7.

8

Aphasie acoustico-amnésique de Luria

Définition et caractères généraux

Cette forme aphasique est peu citée dans les classifications. En regard de ce fait, on peut observer : la fréquence de l'étiologie tumorale occasionnant des troubles transitoires, la difficulté de sa localisation précise dans les zones médianes de la région temporale gauche, la rareté de son apparition comme syndrome isolé, la plainte mnésique, et non linguistique, du patient. Cependant cette aphasie entre dans différentes formes d'aphasies postérieures.

C'est une aphasie de réception (voir chapitre 6). Cette aphasie a été individualisée par Luria qui en a étudié le substrat physiologique : Dans une série verbale, les traces acoustiques sont rendues instables sous l'effet d'un processus d'inhibition rétroactive. L'opération nécessaire qui consiste à inhiber une réponse pour produire la suivante est rendue impossible par une persévération rétroactive. Jakobson a traduit la perturbation en termes de perte linguistique au décodage : c'est une perturbation de la sélection séquentielle.

1 Conditions d'apparition

Luria l'a décrite comme forme transitoire dans des étiologies de tumeurs et abcès. Dans les étiologies vasculaires on l'observe rarement comme forme initiale et isolée, mais elle est une composante courante de l'aphasie mixte et surtout de l'aphasie de conduction. On la voit aussi dans l'aphasie dégénérative.

2 Aphasie acoustico-amnésique et amnésie

L'atteinte est exclusivement acoustico-verbale. L'aphasique n'a pas de difficulté pour retenir et reproduire des séquences non linguistiques : spatiales, visuo-graphiques, gestuelles ou sonores. Il n'est pas amnésique : il connait sa biographie, son vécu, les évènement sociaux, et ce qu'il a appris. Il conserve ses possibilités d'apprentissage. On n'observe pas de trouble de la mémoire à long terme (MLT).

3 Description des perturbations

L'aphasique s'exprime bien et d'autant mieux que l'aphasie est pure c'est-à-dire sans anomie et sans erreurs phonémiques. Quand on lui demande d'expliquer ses difficultés il se plaint de sa mémoire et de son attention en disant qu'il n'arrive pas à retenir ce qu'on lui dit, qu'il oublie aussitôt ce qu'il a entendu. Et il précise que ce n'est pas parce qu'il ne comprend pas. Il situe bien son trouble sur le versant réceptif mais dans un registre mnésique, non linguistique.

4 Le bilan

Tous les mots de la langue sont parfaitement décodés quelles que soient leur catégorie grammaticale, leur complexité et leur longueur. Une phrase de sept mots et plus est correctement décodée. Mais une suite de mots ou d'autres unités linguistiques juxtaposés, coordonnés sans rang hiérarchique ne sont décodés qu'en partie. Par exemple il y a échec dans une suite de cinq chiffres, de cinq lettres ou de cinq mots courants habituellement retenus grâce à un lien sémantique étroit, par exemple : vélo, moto, voiture, camion, tracteur, ou une série très simple de cinq syllabes comme pa, po, pi, ta, to, ti, l'aphasique n'en retient qu'un ou deux, au maximum. Le déficit est objectivé dans une situation de désignation. Il peut être interprété comme un déficit de mémoire verbale à court terme (MCT). La répétition aussi rend compte de ce déficit : par exemple l'empan de chiffres est très diminué. En effet on s'attend à ce que le trouble de décodage retentisse sur l'encodage. Il n'est pas aisé de déterminer le déficit respectif sur chacun des versants. Sur le versant expressif, le trouble de la sériation se traduit par une production désordonnée et lacunaire qui a l'apparence d'un pseudo agrammatisme : Le trouble de programmation de la phrase reconnu par Hécaen. Le trouble de la répétition est une situation plus complexe que la désignation, dans laquelle peut se surajouter au trouble de sériation, une difficulté de réalisation et de contrôle articulatoires. Dans ce cas, on est en présence d'une aphasie de conduction et on parle plutôt de perte de la mémoire de travail (MT). L'aphasie de conduction peut aussi présenter une composante de surdité verbale.

Conclusion

Nous n'avons pas rencontré dans notre pratique, d'aphasie acoustico-amnésique isolée, mais seulement comme composante d'une aphasie de conduction. C'est donc dans le cadre de cette aphasie que la rééducation est présentée.

9

Aphasie transcorticale sensorielle

Définition et caractères généraux

Cette aphasie est très proche de l'aphasie de Wernicke. Cependant, et bien qu'elle ne soit pas fréquente, les aphasiologues l'ont vite différenciée et fait figurer dans leurs classifications. Cette aphasie présente un trait clinique évident, absent de l'aphasie de Wernicke, à savoir une certaine préservation de la répétition, ce qui a été déterminant pour l'individualiser.

Pourtant cette capacité n'a pas de valeur fonctionnelle, comme le montrent les processus de la récupération.

C'est une aphasie de réception (voir chapitre 6), soit un trouble du décodage. L'aphasique ne saisit plus le sens des mots et par conséquent des phrases. Il est très proche de l'aphasie de Wernicke avec cette différence qu'il est capable de décoder le support phonique et de ce fait il est plus performant dans certaines situations linguistiques. Elle est plus rare que l'aphasie de Wernicke. Elle est assez fréquente dans les démences. Les localisations lésionnelles sont plus controversées.

1 Description des perturbations

- La compréhension conversationnelle est assez bien préservée : Le patient semble utiliser la production de son interlocuteur à un niveau infra linguistique comme une redondance de sa propre réception prosodique. D'ailleurs il adhère au support phonique au point de répéter en écho les mots entendus. Il est anosognosique et se comporte comme s'il comprenait. Mais le bilan standard de la compréhension est aussi atteint que celui d'un « Wernicke ».

- L'expression est presque normale dans une conversation simple. Elle peut être fluente mais n'est jamais logorrhéïque. L'aphasique utilise beaucoup de formules toutes faites et très automatiques. Ses phrases sont hésitantes et incomplètes. Les substantifs sont omis ou substitués en paraphasies verbales. Il est capable de compléter une phrase simple par le mot manquant, alors qu'il est incapable de fournir une simple définition par l'usage, ou de dénommer.
- La lecture est possible du fait que la conversion graphème/phonème est conservée. Mais le patient ne comprend plus le sens des mots, ce qui se traduit par des paralexies et néolexies. La perte du signifié le fait échouer dans l'appariement image/mot écrit. Il garde aussi la conversion inverse phonème/graphème qui lui permet de prendre sous dictée des mots d'orthographe régulière mais la dysorthographie est importante aux niveaux lexical et grammatico-syntaxique. Donc spontanément il ne lit plus et n'écrit plus.

- La capacité de répétition
  Il répète des mots quelles que soient leur longueur et la complexité du signifiant. Il peut aussi répéter certaines phrases, mais pas toutes. Il ne peut pas répéter une phrase complexe par son organisation grammatico-syntaxique parce qu'une telle phrase n'est répétée que si elle est comprise. Cette répétition désinvestie de la signification semble traduire une déconnexion signifiant/signifié au profit du signifiant.
  On donne à la conservation de la répétition une valeur classificatoire avec le terme de « transcortical ».

2 La rééducation

La répétition du Transcortical Sensoriel apparait pourtant comme un épiphénomène. On la constate et elle motive la terminologie. Mais elle n'est d'aucune utilité rééducative, car l'aphasique est rééduqué en tous points comme le « Wernicke » : on rétablit le décodage des signifiés avec les mêmes techniques.

Notons qu'au fur et à mesure de la récupération de la compréhension, l'expression se transforme d'elle-même : les paraphasies verbales diminuent puis disparaissent, ce qui est un effet rééducatif attendu, mais on observe un nouveau type d'erreurs, l'apparition de paraphasies phonémiques. Il semble qu'elles témoignent d'un traitement phonologique véritable du signifiant. Ce qui permet de penser que le signifiant n'est appréhendé comme tel, c'est-à-dire fonctionnellement, que si une liaison existe avec le signifié, liaison rendue possible grâce à la récupération des signifiés. (Se reporter à la rééducation de l'Aphasie de Wernicke)

10

L'aphasie sémantique

Définition et caractères généraux

Cette forme d'aphasie est peu reconnue dans la pratique. Elle est souvent considérée comme une simple séquelle d'aphasie de Wernicke. Elle est donc beaucoup moins sévère. Elle est la composante ou la forme à part entière d'une aphasie postérieure. Les lésions occupent les régions pariéto-occipitales gauches, avec ou sans atteinte temporale. Elle peut apparaitre soit d'emblée soit au cours de l'évolution d'une aphasie de Wernicke, ou d'une aphasie transcorticale sensorielle, après la récupération d'un certain niveau lexico-sémantique. On est alors en mesure de constater la perte de signifiés spécifiques et complexes. Certains auteurs assimilent le trouble à une dyssyntaxie. Ce terme, généralement confondu avec celui de paragrammatisme, ne rend pas compte de la spécificité du trouble sémantique. Celui-ci concerne les relations logiques et ou spatiales, réglées en simultanéité, qui co-organisent et structurent un objet de réalité ou un concept. Ces significations s'expriment dans les constructions grammaticales les plus complexes de la langue. L'aphasie sémantique correspond à l'anomie qu'on associe habituellement aux troubles practo-gnosiques dans le syndrome de Gerstmann. C'est dans ce contexte sémiologique qu'elle apparait d'emblée.

D'abord individualisée par H. Head en 1926, elle est reprise par Luria. R. Jakobson explicite les perturbations linguistiques. C'est une Aphasie Postérieure par la localisation lésionnelle : pariéto-temporo-occipitale gauche, région carrefour de la zone du langage. Elle affecte le décodage morphologique des mots. Mais contrairement à l'aphasique de Wernicke, le patient n'a pas de difficulté pour comprendre les mots isolés ou en série, même ceux qui sont abstraits. Il comprend aussi une phrase, quelle que soit sa longueur, relatant des faits ou des évènements qu'on peut objectiver. En revanche, comme Head l'avait déjà noté, il ne comprend pas un matériau linguistique court de deux ou trois mots, parce qu'il n'arrive pas à les coordonner. Luria s'appuie sur son observation et montre que l'aphasique comprend les mots eux-mêmes mais ne saisit pas la relation logico-grammaticale qui les unit. On observe en effet que les structures grammaticales qui marquent la morphologie des mots s'expriment par les déclinaisons pour les langues qui les possèdent et par certains morphèmes comme par exemple les prépositions, pour les autres.

On la rencontre comme forme initiale. Mais souvent le trouble de la compréhension verbale est minimisé au profit du Syndrome de Gerstmann. Elle est une forme d'évolution fréquente de l'aphasie de Wernicke.

1 La perturbation primaire

Les synthèses spatiales simultanées

Luria réfute une atteinte intellectuelle globale. Il donne l'explication physiologique suivante : les synthèses spatiales simultanées engendrées par les stimulations vestibulaires, visuelles et kinesthésiques qui s'unissent en groupes déterminés et donnent naissance à des structures simultanées sont perturbées. Il s'agit d'une activité qui s'élabore au plus haut niveau des processus perceptifs et implique une représentation mentale symbolique. Sa pathologie aboutit à des altérations de l'analyse et de la synthèse des coordonnées de l'espace et crée une apraxie spatiale.

La fonction spatiale

Les synthèses spatiales simultanées prennent en compte la latéralité hémisphérique pour permettre l'élaboration du système géométrique. Elles sont à la base de toutes nos relations avec l'environnement, pour notre corps propre comme pour les objets. Le syndrome practo-gnosique caractérise le déficit. L'agnosie digitale en est un exemple : On demande à l'aphasique de désigner les doigts de sa propre main ou de celle de l'examinateur ou sur un dessin. Le patient confond l'index et l'annulaire, les autres sont en général mieux distingués, parce qu'il n'appréhende pas la position relative de chacun. Or il est capable de les nommer en respectant l'ordre des doigts, ce qui montre le mauvais traitement spatial.

On observe des difficultés pour se diriger, retrouver des noms géographiques, positionner les objets, réaliser des constructions visuo-manuelles, et écrire. Certains ne comprennent plus l'heure sur un cadran, l'organisation du schéma corporel et des vêtements.

Les difficultés du vécu engendrées par la perte des synthèses spatiales simultanées ne sont pas clairement explicitées, soit que l'aphasique n'en ait pas clairement conscience soit qu'il soit gêné de le dire. C'est plutôt incidemment que nous l'apprenons, par exemple il dit « je ne bricole plus. Je n'ai plus envie ». On apprend qu'en fait il ne sait plus se servir de ses outils et machines.

Quand cette perturbation des synthèses spatiales simultanées touche un niveau plus élaboré des représentations mentales, c'est-à-dire le langage, on observe une Aphasie Sémantique.

2 Le trouble des synthèses spatiales simultanées au niveau linguistique

Le trouble n'affecte pas seulement la perception et l'exécution des tâches pratiques mais aussi les structures linguistiques qui les expriment.

2.1 Le trouble du langage oral dans le bilan B.D.A.E.

On observe des résultats contradictoires dans les épreuves de compréhension. En effet l'aphasique a de très mauvais scores à l'épreuve d'exécution d'ordres, il est incapable de disposer correctement trois et même parfois deux objets l'un par rapport à l'autre, par exemple : « mettez la gomme à côté de la clef et retournez l'image ». Si on utilise les termes de « à gauche ou à droite », c'est plus difficile encore. Alors qu'à l'épreuve de compréhension élaborée, habituellement jugée plus complexe, où il s'agit de comprendre et répondre à des questions sur des histoires, il obtient de bonnes performances. Le déficit est souvent évalué dans des épreuves qui consistent à ranger selon des consignes de plus en plus complexes, des figures de forme, de couleur et de taille différentes.

Mais sans support visuel, le trouble de compréhension verbale est directement observé dans des constructions grammaticales qui expriment des relations hiérarchiques entre des mots similaires. L'aphasique ne comprend pas leur dépendance à travers la relation qui les lie. L'espace relationnel entre les mots, fondé sur la logique, représente une équivalence de l'espace relationnel géométrique.

2.2 Le trouble grammatical

Le trouble grammatical est la transposition au niveau linguistique, du trouble des synthèses spatiales simultanées. On l'observe dans les formes grammaticales suivantes.

2.2.1 La fonction du nom

Ce sont les formes génitive, attributive et ablative du complément de nom. Par exemple l'aphasique ne comprend plus la différence entre le père du frère et le frère du père. Pour comprendre une telle relation il faut introduire un terme implicite et comprendre la réversibilité des termes. Il ne saisit pas de différence entre, par exemple, lance de fer et fer de lance. Notons que fer de lance sera mieux saisi au sens figuré.

2.2.2 La fonction comparative

Elle exprime des rapports mutuels entre des personnes, des choses, par l'utilisation d'adverbes de quantité. Par exemple le patient ne comprend plus : Il est plus grand que Paul mais plus petit que Jean.

2.2.3 Les prépositions

Les prépositions quand elles expriment des relations spatiales et la médiation.

2.2.4 Les mots qui impliquent réciprocité ou réflexivité

Par exemple pour les verbes : prêter/ emprunter, donner/recevoir, suivre/ précéder etc. des positions : s'allonger/s'incliner/ s'affaisser. pour les substantifs : les parties du corps et les vêtements, les attributs corporels d'ordre gnosique et praxique : tels que odeurs/saveurs.

2.2.5 La voie passive

L'aphasique échoue dans le renversement sujet/complément d'agent. « le chat est mangé par le rat » sera compris : le chat mange le rat. Le sens le plus conventionnel prime.

2.2.6 Les pronoms anaphoriques

Un aphasique dit « je joue la batterie avec mes copains, je le joue souvent ». Cet exemple illustre le terme de Paragrammatisme. L'ensemble des perturbations grammaticales est parfois traduit par le terme de Dyssyntaxie.

2.3 L'Alexie-Agraphie

Le trouble du langage écrit peut constituer le trouble prépondérant et masquer l'aphasie. Les signes graphiques, traits et organisation graphique sont effacés ou confondus et ne peuvent entrer en relation avec le nom de la lettre. Il s'agit du syndrome d'Alexie-Agraphie du pli courbe, décrit par Déjerine.

2.4 L'Acalculie

Le raisonnement arithmétique, le mécanisme des opérations, les connaissances géométriques peuvent avoir totalement disparu.

3 Le syndrome de Gerstmann

Défini par la présence de l'ensemble des perturbations suivantes : une alexie-agraphie, une acalculie, une indistinction droite-gauche, une agnosie digitale (voir l'exemple cité ci-dessus dans la paragraphe *La fonction spatiale*), il a sa place dans le tableau d'Aphasie sémantique.

4 Le syndrome pariétal

Décrit par H. Goodglass, il correspond très largement au tableau d'aphasie sémantique.

5 Rééducation

5.1 Le trouble sous-jacent

L'atteinte des synthèses spatiales simultanées d'ordre practo-gnosique s'inscrit dans une rééducation que nous appelons couramment psychomotrice et psychosensorielle. Il s'agit d'une réacquisition des opérations visuo-spatiales et arithmétiques et de synthèse simultanée d'ordre temporo-spatial.

Les techniques sont calquées sur celles que nous appliquons aux enfants qui présentent un retard d'acquisition. Elles intéressent la maîtrise du schéma corporel, la prise des repères topographiques et socio-temporels comme les dates et autres mesures du temps, l'heure en particulier, avec les adaptations qui conviennent à l'adulte.

Il faut noter que, de façon générale, la réacquisition requiert un ciblage plus ponctuel, plus individualisé que l'acquisition chez l'enfant, qui s'effectue, elle, de façon plus systématique.

5.2 Le trouble strictement linguistique

Nous l'avons résumé comme une dyssyntaxie. La rééducation est d'ordre grammatical.

5.2.1 Les constructions verbales

Les constructions verbales qui réalisent un espace interne entre des noms ou groupes nominaux ne sont plus saisies comme rapport basé sur la dissymétrie : par exemple « papier de bloc » et « bloc de papier » sont compris comme identiques. Les synthèses simultanées s'expriment ainsi dans les compléments déterminatifs ou compléments de noms. Ceux-ci permettent la traduction logico-grammaticale des notions d'espèce, de parenté, de matière, de lieu, de destination, de but, d'époque etc. La réacquisition du complément de nom se fait grâce à l'utilisation d'une procédure qui sera entraînée systématiquement. On présente des séries de compléments de noms symétriques c'est-à-dire renversés et on fait remarquer que c'est le deuxième nom qui est essentiel alors que le premier n'est qu'accessoire, simple qualité du deuxième terme : attribut, manière d'être, partie du tout etc.

Exemples :

Le vent de l'*Histoire* et l'histoire du *vent*.
Le toit de la *maison* mais la maison de *village*.
Le cousin de ma *mère*, son cousin... Joseph. Ses cousines ... la parenté de ma mère, ma mère est bien la référence fixe principale, essentielle. Et il en est ainsi pour les mots soulignés.
Ou encore : Le temple de *Salomon* ≠ du temple d'*Apollon*
Les références sont indéniablement Salomon ou Apollon.

Des substitutions paradigmatiques portant sur le terme principal tendent à installer une procédure de traitement de ce type de construction grammaticale. Celle-ci permet de lutter contre la tendance à assimiler des constructions symétriques particulièrement sensibles, surtout lorsqu'elles sont consacrées par la réalité du monde, l'usage, l'ordre conventionnel. Par exemple : La terre tourne autour du soleil en 365 jours sera compris même si le contraire est énoncé !

5.2.2 La réversibilité

Le réinvestissement de la réversibilité passe par la forme comparative du nom.
On présente des structures grammaticales comme par exemple : le Bordeaux est moins bon que le Beaujolais et meilleur que le Chateauneuf du Pape, énoncé qui s'inscrit en faux contre « le goût commun » et qui est donc de pure logique, ce que nous voulons montrer. Trois noms entrent en comparaison, ce qui est facilement saisi. On demande alors de substituer une structure phrastique de propositions indépendantes qui puissent exprimer le rang de chaque nom.

Le Beaujolais est très bon
Le Bordeaux est bon
Le Chateauneuf du Pape est assez bon.

Une représentation graphique est utile au départ pour soutenir la représentation mentale.

_____ Beaujolais ______ Bordeaux ___________ Chateauneuf du Pape.

5.2.3 La forme passive est une autre application de la capacité de réversibilité grammaticale.
L'aphasique devra être entraîné à repérer le complément d'agent, lui permettant de décoder le nom sujet quand il occupe une position inhabituelle.

5.2.4 Les verbes qui expriment implicitement la dualité seront proposés dans des exercices avec des représentations graphiques de facilitation.
Exemple : La bicyclette précède la moto qui suit le camion. Quel est l'ordre des trois véhicules ?
On peut noter que ce type de symptomatologie recoupe certains aspects du retard de langage chez l'enfant, et la même rééducation peut être appliquée.

6 Exemples illustratifs d'aphasie sémantique

Monsieur PP, Monsieur GD, et Monsieur K

6.1 1er cas Monsieur PP

Voici un exemple de trouble de la fonction du nom à la forme génitive.
Il montre la photo d'une petite fille. Il parle de sa propre mère et indique que la petite fille fait partie de sa famille, mais il ne peut pas situer la parenté exacte, c'est-à-dire qu'il ne peut plus définir ce qu'est une cousine (la petite fille est bien sa cousine) comme il ne comprend plus les termes « fille de la sœur de sa mère ». Il ne comprend plus la relation entre des éléments corrélatifs : dans l'exemple cité, les membres de la famille. Entre mère – sœur – fille – cousine existe un rapport, un « espace interne » de nature quasi spatiale qui n'est plus saisi.

Voici un autre exemple de la fonction du nom avec prépositions locatives.
Il dessine correctement l'intérieur d'un car avec un bon alignement des rangées de fauteuils. Il doit ensuite se placer à différents endroits du car par un signe fait sur le dessin. L'entrée du car est pourtant bien indiquée sur le dessin, mais il ne peut réaliser ce que signifie « au fond », le siège du fond est confondu avec le siège à l'avant et il ne distingue plus gauche et droite.
Autre exemple de trouble de synthèse spatiale simultanée : il ne sait plus compter.
Après le premier réapprentissage de la suite des nombres, qui est vite rétablie, on tente d'aborder le système décimal. On lui donne cette définition : « un mètre c'est 100 centimètres » qui n'est pas reçue. Il dit – « je ne vois pas... un centimètre c'est grand comment ? » et, éloignant lentement ses deux index pour délimiter la mesure, il attend qu'on arrête son geste pour lui représenter la mesure d'un centimètre.

6.2 2e cas Monsieur DG

L'observation et la rééducation poursuivies pendant deux années, et le succès rééducatif ont bien montré la dissociation des deux sortes d'opérations linguistiques : celles purement logiques qui règlent les synthèses spatiales simultanées étaient atteintes, tandis que celles qui relatent des événements, dont nos perceptions peuvent rendre compte, étaient tout à fait préservées.

Il présente au moment de l'A.V.C une aphasie classée « aphasie transcorticale mixte ». Celle-ci ne diffère d'une aphasie globale que par

une capacité supérieure de la répétition. Sa récupération est spontanée et rapide. Nous le revoyons environ 2 mois après l'AVC pour une demande d'aide pour le langage écrit et le calcul. C'est ainsi qu'il peut rendre compte des troubles qui subsistent. Cependant il est examiné avec le B.D.A.E qui fait apparaître dans les épreuves de compréhension les résultats suivants : le raisonnement logique complexe qui caractérise la compréhension d'histoires, de petits récits anecdotiques est normal alors que la compréhension d'ordres sur des manipulations objets, qui est habituellement considérée comme plus facile est très mauvaise. Mais les histoires sont d'ordre événementiel et ne lui posent aucun problème,
A contrario, aux ordres qui portent sur des positionnements d'objets et par conséquent relèvent des synthèses spatiales simultanées, il échoue. Il a des difficultés à indiquer la position des villes sur une carte, des rues sur un plan et des doigts sur ses mains et celles de son vis-à-vis.

Voici un autre trouble de synthèse spatiale, celle qui permet de mesurer le temps. Un quart d'heure, une demi-heure ne veulent plus rien dire. Il dit « je ne réalise pas bien, vous me donnez rendez-vous à 9 h 15, ben je ne sais plus s'il s'agit du matin ou du soir ».
Son acalculie est exclusivement asymbolique : il ne réalise plus les prix, mais il sait toujours compter et conserve le mécanisme des opérations. Il ne peut plus établir de relations entre des valeurs numériques et les valeurs chiffrées et convenues des objets : la synthèse simultanée des corrélations entre deux systèmes de valeurs est abolie. A notre demande, il dit qu'un timbre vaut dans les 7 francs, un kilo de beefsteak dans les 10 francs, avec des hésitations. Il commente « je vous réponds parce que vous me demandez une réponse, mais je dis au hasard ». Il explique lui-même ses difficultés « pour payer un carnet de bus, j'ai été incapable de donner ce qu'il fallait, j'ai sorti tout ce que j'avais comme pièces et comme billets, alors que ce n'est pas cher un carnet. Le bonhomme m'a dit vous me donnez trop... ben ! je ne savais pas ce qu'il fallait donner ».

6.3 3e cas Monsieur K

53 ans – droitier – cadre supérieur dans la Fonction Publique – Diplôme universitaire.

6.3.1 Dossier médical

Il présente brutalement une aphasie et une hémiparésie droite précédées de violentes céphalées et de nausées avec vomissements. Il s'agit d'un A.V.C. par hémorragie pariéto-occipitale compressive, provoquant un engagement temporal gauche. Le patient est opéré d'un volumineux hématome en plein carrefour. A son réveil de coma, on note une aphasie de Wernicke avec anosognosie, des troubles visuels et une hémianopsie latérale homonyme droite.

Scanner à 3 mois : on observe une hypodensité de tout le lobe temporal et de la région pariétale, avec attraction de la corne ventriculaire en rapport avec un aspect séquellaire de l'hématome intra-cérébral.

6.3.2 Premier bilan

Il est fait environ à trois mois de l'A.V.C. – bilan aphasique – commentaire du profil (voir courbe A, sur le récapitulatif des profils présentés annexe 1).
La compréhension est, pour l'ensemble, celle d'un Wernicke, elle est de deux points sur sept à l'échelle du B.D.A.E. Mais l'organisation des résultats, aux différentes épreuves, est inhabituelle puisque l'épreuve 05, la plus complexe, est néanmoins la meilleure et que des épreuves plus faciles, désignation des parties du corps et exécution d'ordres, sont tout à fait impossibles. Par ailleurs une analyse qualitative de la désignation d'images d'objets, épreuve 02, montre que les bons résultats sont obtenus grâce aux images d'actions, qui sont parfaites, et, en partie, aux images d'objets concrets. Au contraire les formes et les symboles ne sont pas désignés.
On peut incriminer un facteur commun à tous les échecs et l'interpréter comme l'impossibilité de mettre en jeu la spatialité dans la reconnaissance d'images. C'est ainsi que le patient n'arrive pas à identifier les formes des figures géométriques et des symboles dans l'épreuve 02. De même il ne peut pas organiser l'espace inter objets pour les disposer correctement dans l'épreuve des ordres 04. Enfin il ne reconnait plus l'espace intra corporel et l'organisation de ses parties dans l'épreuve 03.

Cette interprétation est confirmée :

- d'une part par l'Agraphie. L'écriture est la perturbation la plus importante car les résultats sont nuls pour les épreuves de 30 à 35. On accorde un demi point parce qu'il réussit à copier le mot « petit « , les autres mots sont méconnaissables. Le fait remarquable est qu'ils comportent des lettres déformées, presque des néographies qui donnent à l'Agraphie un caractère essentiellement spatial.
- d'autre part par l'Alexie. Elle est de type agnosique. Il s'agit donc bien d'une perturbation visuo-spatiale. Elle est des plus sévères puisqu'on l'observe aux trois niveaux : littéral, verbal et textuel.

L'expression peut être définie comme « jargon paraphasique » (selon Th. Alajouanine) pauvre et plutôt fluent, mais sans logorrhée. Il comporte des mots génériques et beaucoup de pronoms et d'adjectifs indéfinis, par exemple : produit, point, part, quelqu'un, personne, certain. Le patient dispose de quelques phrases toutes faites pour converser. Il s'appuie aussi sur une échophonie. Ainsi par exemple, à la question : « Vous êtes un peu gêné pour vous exprimer, est-ce que vous pouvez expliquer vos difficultés de parole ? » il répond : »Dans certains moments, oui... Je n'ai pas le nom des personnes qui me connaissent, bien que je les aime et les respecte... Je n'arrive pas bien à partir avec... ça c'est très important. Je n'ai pas le niveau non plus... le niveau du travail à ce niveau là. »

6.3.3 Bilan complémentaire

Les difficultés relevées dans le test d'aphasie suggèrent un trouble practo-gnosique. Nous l'avons complété avec différentes épreuves dont voici quelques résultats.

- Dans une désignation d'images d'objets visuellement plus élaborées que les simples dessins du B.D.A.E., et choisies à cet effet, il commet, bien que peu nombreuses, des erreurs de taille et de texture. Toutes les réponses sont données avec latence.
- Dans des mimes d'actions, sur présentation d'images et sur ordres, il fait aussi des erreurs, soit pour simuler les dimensions d'un objet, soit pour simuler l'action d'utilisation quand elle fait intervenir la coordination des deux mains.
- Sur ordre il dessine des objets quelconques, même complexes, avec beaucoup d'aisance, par exemple une bicyclette. Mais il commet des erreurs si l'objet comporte une orientation de ses parties, par exemple les points cardinaux. D'abord à notre question « y a-t-il cinq points cardinaux ? » il répond « oui ». Ensuite, avec une aide contextuelle, il arrive à les dessiner, mais sans les distinguer les uns par rapport aux autres, il se borne à inscrire des numéros (voir annexe 2). Les parties du corps ne sont pas à leur place ou sont substituées. Une observation attentive du dessin de la bicyclette montre des erreurs d'orientation des pédales et des poignées du guidon (voir dessins sur ordre annexe 3).
- L'acalculie est totale.
- L'agnosie digitale est massive.
- Il existe des difficultés dans la vie quotidienne. Elles ne sont pas rapportées par le patient qui aurait même tendance à les nier quand on l'interroge. La famille signale des erreurs, pour utiliser des objets de la vie courante, pour se déplacer dans l'environnement, pour tenir compte des horaires. Par exemple, pendant plusieurs semaines, la famille a jugé nécessaire de l'accompagner à sa séance orthophonique.

Première conclusion et pronostic

Il s'agit d'une sémiologie très complexe d'aphasie postérieure. Elle emprunte à l'aphasie Transcorticale Sensorielle à cause de la redondance sonore, surtout à ses débuts. Mais sa structure fondamentale, et dominante, est celle que nous avons définie dans l'Aphasie Sémantique.
Il est probable qu'il persiste tout ou partie du syndrome de Gerstmann au cours de son évolution.
L'Alexie-Agraphie est très sévère : l'alexie est agnosique et l'agraphie spatiale.

6.3.4 La rééducation

Elle s'est déroulée sur deux ans.

Première étape

Nous avons rétabli en priorité les signifiés, selon les techniques appliquées au Wernicke et parallèlement réappris les graphèmes avec des lettres mobiles. La rééducation littérale a permis une régression presque spontanée de l'alexie verbale puis textuelle ainsi que de l'agraphie. Une petite dysorthographie a subsisté. Le patient était particulièrement désireux de retrouver ses capacités de langage écrit.

Deuxième étape

Nous avons visé la restauration des signifiés « sensibles » c'est-à-dire les substantifs désignant le corps, les postures, l'habillement, et les verbes qui s'y rapportent.

- pour lutter contre sa tendance à la dérive phonémique, nous lui avons fait faire des recherches de mots de même famille qui permettaient de fixer la racine. Par exemple voici une de ses erreurs, pour « passer » il dit : « dépasser, passage, passion ».
- avec homophones et homographes correspondants nous avons porté son attention sur la différence de leurs signifiés.
- nous avons exploité sa capacité au dessin, par exemple sur présentation orale de mots susceptibles d'homophonie, il devait dessiner deux objets pour un même mot. Par exemple « fraise » à la fois fruit et outil.

Évolution des troubles

Un deuxième test est pratiqué à environ un an de distance du premier, un troisième 8 mois après.(voir les courbes B et C sur le profil en annexe). On remarque que la compréhension n'a pas progressé de façon uniforme.

- L'épreuve 05 se place nettement au-dessus de la moyenne et atteint quasiment la normale. Elle montre la récupération de la compréhension narrative, c'est-à-dire le récit des évènements.
- Les épreuves 03 et 04 sont nettement inférieures. Elles montrent la persistance d'un autre trouble, celui de la compréhension des relations logico-spatiales qui définit l'Aphasie Sémantique.

Par ailleurs, notons que l'épreuve 21, l'énumération d'animaux, est restée au-dessous de la moyenne. Elle traduit la composante amnésique qui se surajoute à l'Aphasie Sémantique et l'aggrave.

Troisième étape

La restauration des structures logico-grammaticales sous-tendues par les synthèses spatiales simultanées, soit la rééducation de l'Aphasie Sémantique proprement dite.
Une nouvelle investigation des troubles est effectuée, d'une part dans des épreuves spatio-verbales : lecture de cadrans horaires, Token Test, d'autre part dans des épreuves exclusivement verbales : phrases comparatives, phrases réversibles de construction génitive, phrases passives.
La rééducation a été effectuée avec des phrases comparatives complexes, des phrases passives, l'arbre généalogique de sa famille, la représentation d'horaires sur des cadrans, appliqués à la résolution de petits problèmes.
Le principe rééducatif consistait à introduire des simplifications, et des médiations : par exemple les phrases comparatives sont scindées en deux ou trois propositions indépendantes, on lui fait utiliser des signes, par exemple l'utilisation de : + – = > <, etc., des schémas, des dessins, etc.
Chaque type d'exercice a été systématisé avec un grand nombre d'items.
L'analyse différentielle des trois profils montre le ralentissement de la progression sémantique au fur et à mesure qu'on s'éloigne du début de l'accident vasculaire.

Conclusion

Le patient a surévalué son niveau de récupération, de même, qu'il a toujours sous-évalué ses handicaps. Il se mêlait, dans son comportement, un certain degré d'anosognosie et des réactions de prestance.
Il voulait reprendre son activité professionnelle dans les mêmes conditions qu'avant l'accident. Ce ne fut pas possible, parce que son poste exigeait en permanence des prises de décisions rapides, la charge de responsabilité de personnes, enfin, des compétences intactes.

Monsieur K

Profil Z-score à établir d'après les subtests de 02 à 36

M

Domaine	N°	Subtest	Échelle
GRAVITÉ	01		0 1 2 | 3 4 5
COMPRÉHENSION ORALE	02	Discrimination verbale	13 20 25 30 35 40 45 50 55 60 65 70 72
	03	Parties du corps	5 10 15 20
	04	Ordres	0 5 10 15
	05	Logique, raisonnement	0 2 4 6 8 10 12
FLUENCE	06	Réal. arthrique	1 2 3 4 5 6 7
	07	Longueur phrases	1 2 3 4 5 6 7
	08	Agilité verbale	0 2 4 6 8 10 12 14
LANGAGE AUTOMATIQUE	09	Séries	0 2 4 6 8 9
	10	Récitation	0 1 2
RÉPÉTITION	13	Mots	0 2 4 6 8 10
	14	Phrases concrètes	0 2 4 6 8
	15	Phrases abstraites	0 2 4 6 8
LECTURE HTE VOIX	16	Mots	0 5 10 15 20 25 30
	17	phrases	0 2 4 6 8 10
DÉNOMINATION	18	D. par contexte	0 5 10 15 20 25 30
	19	D. images	5 15 25 35 45 55 65 75 85 95 105
	21	Enumération animaux	0 2 4 6 8 10 12 14 16 18 20 23
	20	D. parties du corps	0 5 10 15 20 25 30
TRANSFORMATIONS APHASIQUES	22	P. phon. ,néol. morph.	16 14 12 10 8 6 4 2 0
	23	P. verb. synt.	24 22 20 18 16 14 12 10 8 6 4 2 0
	24	Jargons	16 14 12 10 8 6 4 2 0
COMPRÉHENSION ÉCRITE	25	Discrimination littérale	4 6 8 8 10
	26	Réc. verbale	2 4 6 8
	27	Mots épelés	0 2 4 6 8
	28	Mots-images	0 2 4 6 8 10
	29	Lecture textes	0 2 4 6 8 10
ECRITURE	30	Graphisme	0 1 2 3
	31	Ecriture automatique	0 5 10 15 20 25 30 35 40 45 47
	32	Dictée	0 2 4 6 8 10 12 14 15
	34	Dénom. écrite	0 2 4 6 8 10
	33	Evocation graph.	0 3 5 7 9 10
	36	Dictée de phrases	0 2 6 8 10 12
	35	Description	0 1 2 3 4
MUSIQUE	11	Chant	0 1 2
	12	Rythme	0 1 2

M

Monsieur K

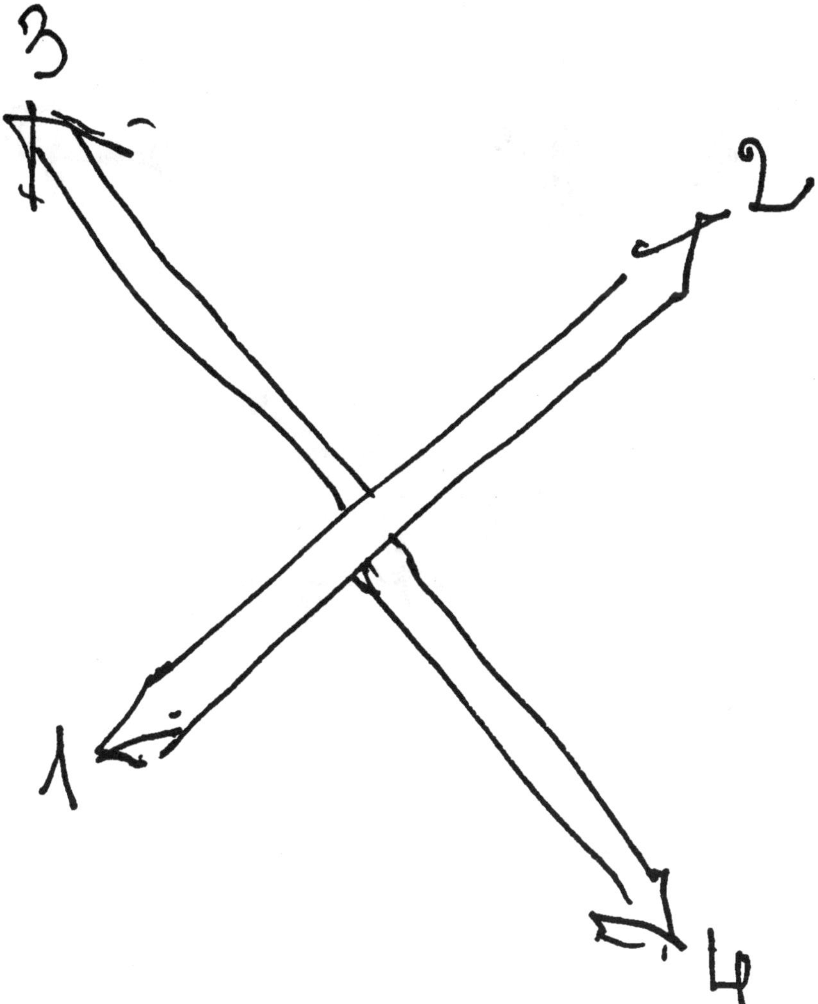

Les quatre points cardinaux

Monsieur K

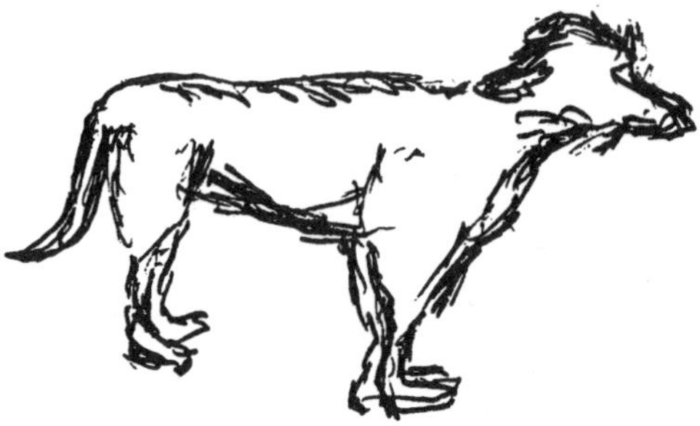

Un chien

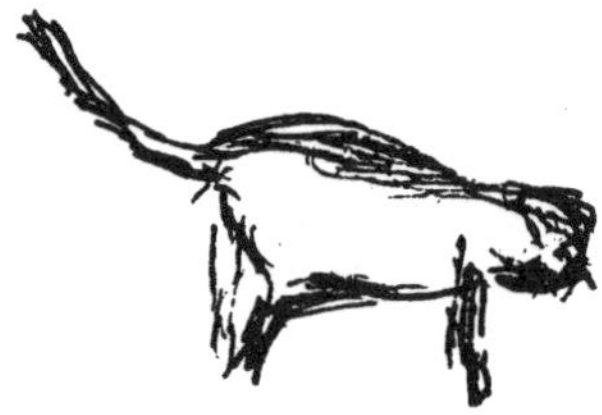

Un chat

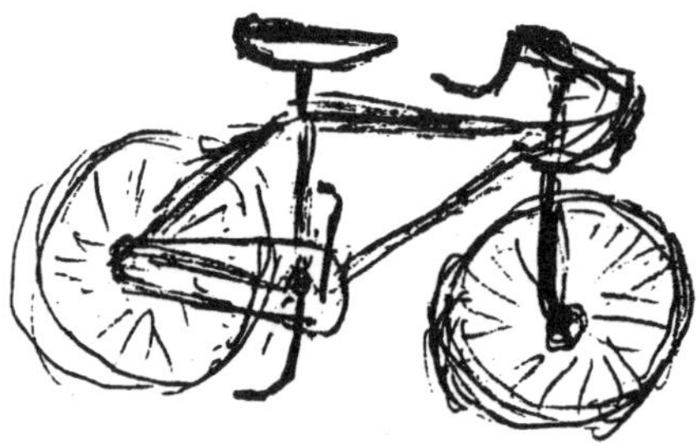

Une bicyclette

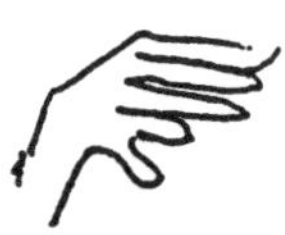

Un œil

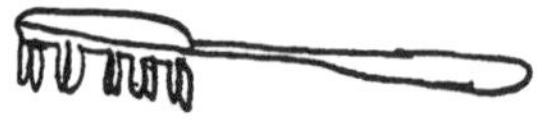

Une dent

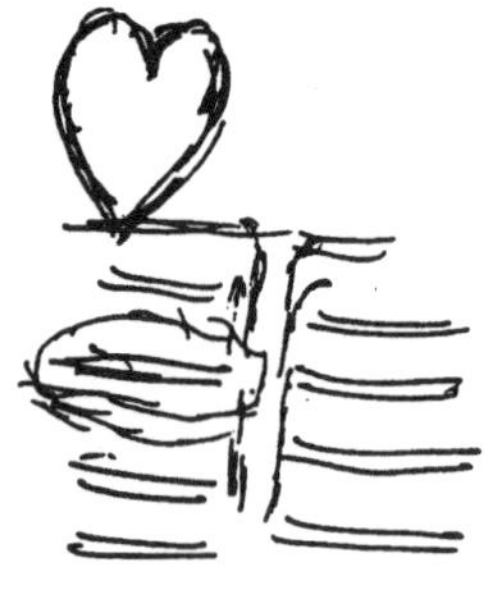

La rate

11

Aphasie motrice afférente kinesthésique de Luria

Définition et caractères généraux

Cette aphasie expressive résulte d'une lésion ou d'un dysfonctionnement pariétal gauche. L'Aphasique afférent perd l'accès à un « savoir-faire » phonologique, autrement dit aux articulèmes. La perturbation physiologique primaire, d'ordre sensoriel, en ne permettant plus le contrôle auditif de la boucle audi-phonatoire, rend impossible tout le jeu de l'articulation. La récupération dépend donc d'un véritable réapprentissage de chaque articulème. Elle est extrêmement lente et difficile, parce qu'elle ne peut pas bénéficier de la dissociation automatico-volontaire. La perte des articulèmes peut être seule responsable de l'aphasie (voir Monsieur P.B). Elle peut aussi coexister avec des troubles expressifs de type Conduction ou Broca.

C'est la terminologie de Luria qui prévaut actuellement. Antérieurement appelée Aphasie apraxique par Liepmann et de Potzl (1913), elle est étudiée par Nissl von Meyenforff comme Amnésie verbale kinesthésique (1930) et K. Goldstein l'intitule Aphasie motrice périphérique (1948). Ch. Foix l'observe en 1917, dans des conditions analogues aux cas d'observations de Luria (1940-45), chez un blessé de guerre. Il la décrit, établit la corrélation anatomo-clinique : territoire de la branche pariétale postérieure de l'artère sylvienne gauche, mais ne lui donne pas de nom. De ce fait, le nom de Luria s'attachera à cette aphasie.

C'est une aphasie expressive qui résulte de la perte des articulèmes. Luria les définit comme les schémas généraux de l'articulation dont la perte physiologique sous-jacente intéresse des « feed-back » proprioceptifs qui commandent le contrôle des postures servant à l'articulation des sons du langage. Il étudie le trouble aux étages proprioceptif (kinesthésique) et linguistique.

1. au niveau physiologique : C'est une atteinte de la sensibilité élémentaire générale, atteinte du contrôle kinesthésique des mouvements désorganisés par une déafférentation. Les doigts comme les organes bucco-faciaux peuvent présenter une apraxie idéo-motrice qui se traduit par :
   a) l'impossibilité ou des erreurs dans la réalisation de mouvements sur consigne orale comme par exemple exécuter un anneau formé entre le pouce et l'index ou toucher la lèvre supérieure avec le bout de la langue.
   b) l'impossibilité ou des erreurs dans la réalisation de gestes conventionnels comme faire le salut militaire ou envoyer un baiser avec la main.
2. au niveau linguistique : C'est une atteinte des articulèmes. L'articulème est la référence de phonème, un archétype construit à la période d'installation du langage chez l'enfant et intégré à un niveau inconscient. L'aphasique qui n'a plus accès aux articulèmes, perd la mémoire phonologique d'encodage articulatoire. Au stade initial il est mutique ou quasi mutique. Il peut avoir une rare production déclenchée par des situations émotionnelles et qui s'appuie entièrement sur les signifiés des signes linguistiques. En cours d'évolution, dans une situation d'expression imposée, il produit les phonèmes de façon anarchique, en les substituant au hasard parce qu'il ne les connait plus et n'en contrôle plus la réalisation articulatoire. Il produit des paraphasies phonémiques et des néologismes. Plus l'aphasie est sévère plus les substitutions sont nombreuses et aléatoires. Dans les cas légers ou en voie de récupération, les substitutions se font entre phonèmes proches, les néologismes disparaissent et le nombre de tentatives avortées diminue.

1 Description des perturbations

Le patient afférent n'est pas hémiplégique. A contrario il présente très souvent des troubles de la sensibilité de l'hémi-corps droit, et surtout de l'hémi-face droite intéressant les organes phonateurs. Au début de l'accident cérébral s'associe fréquemment une apraxie idéo-motrice pour la gestualité orale et manuelle, l'apraxie bucco-faciale régresse plus difficilement.

1.1 Bilan. Le versant expressif

1.1.1 Le comportement linguistique est caractéristique. Il existe une grande incitation à parler même si elle n'est pas suivie d'effet. Quand il veut s'exprimer, son visage est très mobile, il produit quantité de gestes désordonnés et infructueux qui battent l'air, mais aucun son. Le patient est parfaitement conscient de ses tentatives, il le traduit souvent par une formule unique « je peux pas » ou « j'arrive pas » ou par une mimique d'impuissance. Il ressent son trouble expressif comme un empêchement d'ordre quasi mécanique et réclame souvent un médicament pour retrouver une articulation normale. Il est conscient au moment même où il produit l'erreur et éprouve douloureusement l'impossibilité de la contrôler. L'humeur dépressive est plus fréquente chez ces aphasiques.

1.1.2 L'apraxie bucco-faciale traduit l'impossibilité de sélectionner une praxie, sur incitation interne, et la situation d'imitation est rarement facilitatrice. Par contre la cinétique gestuelle est intacte, ainsi lorsqu'il est parvenu à réaliser la praxie, l'aphasique la reproduit à volonté et rapidement. La facilité de l'enchaînement est remise en cause s'il doit sélectionner deux ou plusieurs praxies de suite en cours d'exécution.

1.1.3 La disparition des articulèmes peut empêcher toute expression volontaire, surtout au stade initial. Il subsiste des stéréotypes kinesthésiques solidement établis qui vont apparaitre peu à peu, toujours à la stricte initiative du patient. En revanche on n'observe pas la dissociation automatico-volontaire habituelle : l'aphasique est incapable de compléter la phrase ou le syntagme le plus usuel, par exemple : boire un verre d'... /eau/, dormir dans son... /lit /etc.

1.1.4 La répétition est la situation expressive le plus déficitaire, du moins au début de l'A.V.C. La contrainte phonologique est maximale puisque l'aphasique n'a pas la liberté d'une substitution sémantique comme dans l'expression spontanée. (Notons des exceptions rencontrées dans des aphasies croisées : à la suite d'une lésion de l'hémisphère droit chez un sujet droitier).

1.1.5 La compréhension est diversement touchée. Mais elle est toujours meilleure que l'expression et s'améliore beaucoup plus vite.

1.1.6 L'atteinte du langage écrit est variable mais la lecture (silencieuse) est toujours meilleure que l'écriture. Pour celle-ci l'articulation a participé étroitement à son apprentissage, et la perte des articulèmes la désintègre, sauf chez des sujets très entraînés. Pourtant on remarque la tendance de l'aphasique à prendre le crayon, mais les tentatives échouent.

2 La dissociation efférence / afférence

L'efférence comme l'afférence sont des perturbations à la base de deux aphasies expressives : L'efférence pour l'aphasie de Broca, l'afférence pour l'aphasie kinesthésique de Luria. Mais ces aphasies se distinguent totalement par le site lésionnel et la symptomatologie et par conséquent par l'approche rééducative. En reprenant les caractères de l'aphasie de Broca, nous notons les oppositions suivantes.

Efférence : partie inférieure de la troisième circonvolution frontale gauche : aire de Broca.
Afférence : parties inférieures de la région post-centrale de l'hémisphère gauche (tangentes à l'opercule rolandique)
Efférence : parésie. Afférence : hypoesthésie.
Efférence : inhibition-inertie. Afférence : tentative-mouvement.
Efférence : conservation de l'accès phonologique. Afférence : perte de l'accès phonologique.
Efférence : efficacité du contrôle auditif : exploitation de la boucle audi-phonatoire par la répétition, aide par l'ébauche orale.
Afférence : contrôle auditif neutralisé par la perte des articulèmes, impossibilité d'exploiter la boucle audi-phonatoire. Pas d'aide par l'ébauche orale.

Tableau comparatif

	Anatomo-physiologie	Trouble neurologique moteur	Trouble neurologique sensitif	Inertie Inhibition du mouvement	Tentative Production du mouvement	Trouble de l'accès phonologique	Trouble du contrôle auditif
EFFERENCE	Région motrice	+		+			
AFFERENCE	Région pariétale		+		+	+	+

3 Conditions d'apparition

L'aphasie peut apparaitre d'emblée et isolée, ou être le trouble prédominant d'une aphasie mixte. Dans ce cas, si le trouble de compréhension est sévère, l'aphasie est globale, proche d'une aphasie totale, mais avec un grand dynamisme langagier et une compréhension qui s'améliore beaucoup plus vite que l'expression.

Elle aggrave considérablement l'aphasie de Broca, puisque le système phonémique subit une double atteinte d'ordre combinatoire et sélectif à la fois.

L'afférence est considérée comme la perturbation déterminante mais minorée de l'aphasie de conduction.

4 Rééducation

4.1 Activation pré-linguistique

L'apraxie idéo-motrice de la sphère buccale cède véritablement avec le réapprentissage des articulèmes. Un entraînement à des gestes quelconques prépare aux praxies verbales. On continue de les exercer en parallèle à la rééducation des articulèmes, en début de séance à titre de mise en forme préparatoire, de sensibilisation des organes phonateurs. On arrête quand les gestes sont aisés sans conduite de recherche.

4.2 Les techniques de réacquisition articulatoire : le processus de substitution

Les techniques de stimulation sont inefficaces parce que la perte du contrôle de la boucle audi-phonatoire ne permet pas la mise en œuvre d'une dissociation automatico-volontaire. La récupération naturelle est impossible. L'aphasique reste quasi mutique sans une rééducation appropriée basée sur un apprentissage. Les articulèmes ne peuvent pas être restitués par le seul entraînement oral. Il faut remplacer le schéma articulatoire détruit par un schéma visuel. Luria propose des dessins articulatoires des différents phonèmes. Un dessin élaboré des organes phonateurs montre les lieux articulatoires, un autre très simplifié fait figurer les vibrations nasales et laryngées. Ils sont accompagnés du graphème correspondant. La rééducation consiste à faire apprendre la réalisation gestuelle conformément au dessin. Les réalisations des voyelles sont assez simples puisqu'elles demandent une position unique, notons que les postérieures /u/ /ou/ sont souvent confondues. La difficulté est de les mémoriser. Mais le réapprentissage est très lent, très difficile pour les consonnes qui exigent une articulation complexe où il faut combiner les postures correspondant au faisceau des traits concurrents du phonème. L'objectif est triple : réalisation, mémorisation, automatisation. Il faut offrir un grand nombre de facilitations de différents ordres telles que :

4.2.1 Fournir des explications et commentaires de correction

4.2.2 Demander la palpation pendant l'exécution. Luria indique que son patient « WO » n'avait ouvert la bouche à la vue du graphème /a/ que lorsqu'on lui a appuyé sur le ventre, et que par la suite il devait appuyer lui-même pour provoquer l'ouverture de sa bouche.

4.2.3 Montrer ce qu'il faut faire

4.2.4 Offrir un miroir quand l'aphasique s'en trouve aidé. La plupart des aphasiques préfèrent regarder l'orthophoniste. Le miroir ne peut aider que si l'aphasique est capable d'anticiper une représentation. Ce qui signifie que l'articulème n'a pas totalement disparu de sa mémoire, ou qu'il est en partie récupéré.

4.2.5 Faire porter son attention auditive sur les productions correctes.

4.2.6 Introduction d'un support visuel complémentaire et d'une onomatopée correspondante.

La lettre sert à identifier les schémas mais elle constitue un déclencheur externe de dénomination qui empêche l'installation du processus d'incitation interne capable de répondre à la réalisation articulatoire spontanée. Elle ne doit servir qu'à identifier les schémas et être retirée dès que l'entraînement commence.

La situation telle qu'elle est préconisée par Luria s'est révélée trop complexe pour nos aphasiques plus atteints que ses patients.

Nous avons dû ajouter sur les schémas un dessin évoquant une onomatopée. De nature non linguistique, elle ne pose pas de problème articulatoire. On substitue donc au phonème une onomatopée dont le bruitage est proche du phonème et à la vue d'un dessin qui la figure le patient émet l'onomatopée. Par exemple /r/ ne peut être produit d'emblée, mais « rou-rou-rou » avec le dessin d'un pigeon est émis facilement. L'aphasique associe sans difficulté le dessin du pigeon et celui du schéma articulatoire. Lorsque le conditionnement s'est opéré, on cache ce support pour obtenir l'émission seulement à la vue du schéma stylisé. Le phonème est peu à peu épuré de sa consonance avec l'onomatopée. Un de nos patients du nom de « Rous » (il prononçait le /s/), a longtemps donné son nom à la place du phonème /r/.

4.2.7 Les schémas réappris sont regroupés en syllabes. L'aphasique les dénomme. On vérifie ainsi la conservation de la fusion syllabique. Même si elle n'est pas toujours immédiate et rapide, elle est assez facilement récupérée. Il est valorisant, et utile si l'aphasique n'a pas une bonne compréhension, de dicter des mots courts et concrets à la place des syllabes. La dictée de schémas aide à la mémorisation et à l'automatisation de l'apprentissage. On allonge peu à peu la liste des syllabes au fur et à mesure des réacquisitions et on propose des mots longs. Cette étape nécessite la mobilisation de la mémoire de travail.

4.3 Les réacquisitions automatiques

Avant même que l'ensemble des articulèmes ne soient réacquis et automatisés, on constate le retour d'une lecture courante, et d'un langage automatique beaucoup plus riche dans l'expression spontanée, sans aucun entraînement lexico-sémantique. Mais la réacquisition d'une expression volontaire n'est retrouvée que lorsque l'ensemble des articulèmes est réinstallé. L'expression écrite progresse parallèlement à la restauration articulatoire.

5 Exemples illustratifs de l'aphasie afférente

Monsieur M.C, Madame M.B, Madame M.S, Monsieur P.B

5.1 Monsieur MC 44 ans technicien, droitier avec antécédents de gaucherie familiale

5.1.1 Le dossier médical

A la suite d'un malaise, on fait le diagnostic de syndrome méningé. Le bilan angiographique révèle un anévrisme carotido-ophtalmique droit à direction postéro-supérieure. La tomodensitométrie montre une hémorragie sous-arachnoïdienne importante intéressant les citernes de la base, la scissure inter-hémisphérique et les vallées sylviennes avec prédominance droite. Épisode d'aggravation : altération de la conscience et hémiparésie gauche. Opération de l'anévrisme dès que l'hyperthermie le permet. Environ un mois plus tard, on note une chute à l'épreuve du serment à gauche et une probable négligence gauche. Le champ visuel semble intact – paralysie du VII gauche, la sensibilité élémentaire est normale – Aphasie.
Scanner : hypodensité postopératoire de la région temporale droite et dilatation importante du système ventriculaire.

5.1.2 Les bilans

5.1.2.1 Bilan aphasiologique

- la compréhension est quasi normale : 6/7 au B.D.A.E.
- l'expression spontanée est quasi nulle, avec des tentatives articulatoires inefficaces, une production avortée de sons faibles, bredouillés, inintelligibles.
- la dénomination est quasi nulle.
- la répétition est possible pour des mots courts.
- les séries automatiques sont impossibles.
- la copie est lente avec dysorthographie.
- la lecture est très erronée avec paraphasies phonémiques et néologismes.

On analyse la production d'erreurs dans l'épreuve de répétition et de lecture à haute voix de mots mono-di-trisyllabiques et de logatomes. Nous avons comparé les résultats au moment de la prise en charge et en fin de rééducation. Nous avons constaté une évolution qualitative et quantitative des erreurs. Au départ on observait un pourcentage allant de 40 à 60 % d'erreurs et portant surtout sur le lieu d'articulation des consonnes et l'aperture des voyelles, se traduisant par des paraphasies phonémiques et des néologismes. Après la rééducation des articulèmes, le pourcentage était de 10 à 30 % d'erreurs de type métathèses, inversions, et désintégration phonétique avec dysprosodie.

5.1.2.2 Bilan hémisphère mineur

On observe des troubles visuo-constructifs, apraxie constructive avec une mauvaise utilisation du modèle, et une petite négligence spatiale gauche.

5.1.2.3 Bilan gestuel et praxique

- un trouble de la cinétique et du rythme du mouvement.
- une apraxie bucco-faciale massive.

5.1.3 La rééducation

5.1.3.1 Préambule et premier échec

Un mémoire d'orthophonie a permis l'observation pendant une année universitaire, d'une application de la technique rééducative de l'afférence préconisée par Luria, pour Monsieur M.C.

C'est grâce à la lecture de « Traumatic aphasia » peu de temps auparavant, qu'un jour, l'idée de son application a surgi alors que sa rééducation ne donnait pas de résultat. Il fallut encore la nécessaire traduction de l'anglais dont se chargea G. Fliniaux qui accepta de faire du cas M.C. son sujet de mémoire d'orthophonie. Une rééducation probablement de « type Broca » avait été commencée dans un premier centre qu'il quitta, puis continuée dans notre service de façon analogue, et sans plus de succès. Il apparait intéressant de relater ces débuts de prise en charge pourtant négatifs.

Si la compréhension avait progressé au point d'être quasi normale, apparemment de façon spontanée, l'expression restait stationnaire à quelques 3 mois de l'A.V.C. et du début de la prise en charge. Une grande réduction le confinait au silence ou à un mot ou un court syntagme au cours d'un dialogue.

L'entraînement à la dénomination (comme nous l'appliquons au Broca) ne lui permettait que des réponses très occasionnelles et qu'il donnait plus volontiers par écrit, mais les transcriptions restaient inachevées. Aucun progrès n'était apparu. La qualité de son incitation, c'est ainsi qu'on pouvait interpréter alors son comportement de recherche et de tentative, fit essayer une méthode audiovisuelle, substituant un texte à l'image de la dénomination.

De petites continuités dialoguées, que nous avions sous les yeux, nous permettaient de tenir chacun un rôle, utilisant un échange banal et bref du quotidien. Salutations du matin de deux voisins, commande du consommateur au serveur dans un bar etc.

Au début de l'échange, il parlait subitement... il pouvait produire le tout début de sa réplique et cette performance pouvait être répétée au maximum sur deux ou trois répliques, puis plus rien, le silence retombait, définitif, sans qu'un redémarrage puisse être à nouveau amorcé. Il s'agissait bien d'une amorce, ébauchant une situation de facilitation, bien éphémère. Il semble que se manifestait ainsi une sorte de force verbale d'inertie, à mi-chemin de l'écholalie, et qui ne menait nulle part.

5.1.3.2 La progression

La priorité est donnée à la réacquisition des articulèmes bien qu'ait été constaté un trouble d'ordre efférent susceptible de perturber l'enchaînement phonémique.

Le trouble afférentiel apparaît comme dominant puisqu'il prive MC de toute capacité de dissociation automatico-volontaire.

MC nous fait découvrir la valeur de l'aide apportée par les onomatopées qui lui permettent de réaliser ses premiers traits phonémiques.

Cependant il a fallu plus de trois mois avant d'obtenir une fixation des apprentissages. La possibilité de réaliser des syllabes passe par l'acquisition des articulèmes qui sont ensuite automatisés en lecture des schémas, désignation et transcription écrite.

Mais parallèlement le langage spontané n'évolue pas. MC s'exprime avec un seul mot qu'il accompagne de gestes. La répétition de phrases reste impossible.

En même temps on constate qu'il lit le matériau syllabique utilisé pour l'entraînement des articulèmes, mais ne lit pas de mots qui comportent ce même matériau. Autrement dit, il n'utilise pas le même processus de lecture pour le matériau significatif et non significatif.

Pour les syllabes et logatomes, il passe par les appuis articulatoires et sonorise correctement mais n'applique pas sa technique pour produire le support phonique des mots. Tout se passe comme s'il retrouvait la situation bloquée de la dénomination où nous l'avons placé au début de notre prise en charge, faisant appel à une « gestalt » de sens et de forme phonique globale du mot qui est perdue ou devenue caduque.

Nous lui proposons un travail de découpage des mots. Les syllabes constitutives des mots sont inscrites sur des étiquettes et données en désordre ou bien nous utilisons un cache ne découvrant les mots que syllabe après syllabe, enfin nous faisons appel à une lecture verticale. Il s'entraîne seul, emportant après chaque séance une dizaine de mots découpés qu'il s'exerce à reconstituer. On constate des erreurs d'ordonnance, alors que le mot est dit correctement : ma ro ca ni

Nous commençons avec des mots d'orthographe régulière et simple. Les erreurs articulatoires sont des substitutions de phonèmes de différence inter phonémique de un trait (D.I. Ph. 1).

Il se met à parler, assez brusquement, comme après un travail souterrain, et il s'est passé cinq mois depuis la présentation de la première planche d'articulème.

Les progrès en lecture sont étonnants : la lecture est correcte sans agrammatisme. L'expression spontanée est réduite par la lenteur du débit, mais l'agrammatisme est discret. Elle est laborieuse : « Je parle mieux – pour les mots ça va – mais les phrases c'est difficile ».

Nous consacrons une partie de la séance à l'étude d'une méthode audiovisuelle, pour réactiver le lexique. L'importance de la désintégration phonétique est frappante. Il présente indéniablement une aphasie qu'il faut qualifier de syndrome de désintégration phonétique.

La dénomination est parfaite. Si la lecture est correcte, le compte-rendu de lecture est très pauvre, de même que l'expression écrite spontanée, alors que la dictée est assez bonne.

Voici un fragment de dialogue :

- Avant vous aimiez beaucoup l'activité manuelle, avez-vous repris un peu d'activité ?
- Non – je fais rien.

Je me suis fait le pavé, j'ai fait la salle de bains jusqu'au plafond, j'ai

fait les cabinets, et puis j'ai crépi mon mur, puis j'ai fait mon garage et puis j'ai fait ma cave.
- Quand ?
- Avant que ça arrive. Alors maintenant...
- Mais pourquoi ?
- La main gauche, quand je fais une ganse je peux pas faire comme avant.

Avec une voix morne, sans chaleur, et une dysprosodie, MC s'exprimait ainsi lorsqu'il a déménagé pour une autre ville.

5.2 Madame M.B. 33 ans droitière

5.2.1 Dossier médical

Sans antécédent de gaucherie, sans antécédents pathologiques notoires, dix jours après une opération chirurgicale plastique, fait un A.V.C. en rapport probable avec une prise d'œstrogènes contraceptifs.

Examens de départ (dossier transmis par un autre hôpital)
- Scanner : important ramollissement sylvien gauche qui intéresse toute la zone du langage
- Neurologie
  Hémiplégie droite, obnubilation majeure, mydriase droite, suppression du langage.

2 mois après l'A.V.C. : hypoesthésie du membre supérieur droit, (l'hémiplégie a totalement régressé en 48 heures) apraxie idéo-motrice bilatérale, apraxie bucco-faciale.

5.2.2 Le bilan de langage

5.2.2.1 15 jours après l'A.V.C., l'aphasie est totale : compréhension nulle et mutisme qui cède à quelques automatismes bien articulés. La répétition est nulle, lecture et écriture sont impossibles.

5.2.2.2 Examens 3 mois après dans notre hôpital
Compréhension encore inférieure à celle d'un Broca : 3,5/7 au B.D.A.E.

Expression quasi nulle : de courts stéréotypes de dénégation surtout, laissés en suspens : « Je sais mais ... ah oui ... mais je peux pas »... avec des mimiques très expressives. Elle ne dénomme pas (en dehors d'une réponse de temps à autre) ni répète, ni ne lit.

Elle a tendance à prendre un stylo mais n'écrit que très occasionnellement un substantif isolé. Le graphisme est correct. La conduite de tâtonnement est marquée quand elle veut dire une date ou un nombre. Pas de distorsion phonétique quand l'expression est courante, mais elle apparaîtra par moments et progressivement au fur et à mesure de la rééducation, pour les mots qui ne viennent pas spontanément et pour lesquels elle applique la stratégie rééducative.

5.2.2.3 Voici un extrait d'un entretien téléphonique plusieurs mois après l'A.V.C. AL – « j'aimerais avoir de vos nouvelles ? » M.B. « moi ça va ... un petit peu ... qu'est-ce que je peux vous dire ? j'ai ré/cu/pé/ré ». Ce mot est syllabé et l'articulation altérée, la recherche des articulèmes a été nécessaire, et tranche avec l'aisance articulatoire du reste de l'énoncé qui a mobilisé un niveau expressif plus automatique.

5.2.2.4 Nous avons préféré faire porter tous ses efforts sur la réacquisition des articulèmes. La rééducation a duré 7 mois. La compréhension a été peu entraînée et seulement pendant quelques semaines. Il y a eu récupération quasi spontanée. A la sortie de l'hopital, elle est presque normale à 6/7.

5.3 Madame M.S. 61 ans, droitière

5.3.1 Dossier médical

antécédents d'hypertension artérielle et de pathologie cardio-pulmonaire.
Scanner : lésion hypodense dans la région fronto-pariétale gauche, région sensori-motrice.
Neurologie : régression rapide d'une hémiplégie du membre supérieur droit, persistance d'une parésie faciale (qui régressera lentement), apraxie bucco-faciale et apraxie idéo-motrice.

5.3.2 Le langage : 15 jours après l'A.V.C

5.3.2.1 Expression. Elle ne dit que /a/ avec des intonations modulées accompagnées de mimiques qui la rendent très communicative.

Elle circule et a beaucoup d'échanges dans l'hôpital et pourtant en situation de test, sa compréhension est très altérée. Cependant aucune facilitation n'est efficace pour obtenir d'autre production, ni ébauche orale, ni séries automatiques, ni mot écrit.

5.3.2.2 L'apraxie bucco-faciale ne lui permet que d'ouvrir et fermer la bouche sur imitation, mais on observe des mouvements de recherche de positionnement des organes bucco-phonateurs qui font penser à une composante afférentielle.

5.3.2.3 L'alexie agraphie est massive avec perte du graphisme.

5.3.3 La rééducation

Nous avons mené dès le départ et parallèlement deux rééducations distinctes, celle de la compréhension dont la récupération a été relativement rapide mais non complète, celle de l'expression avec la technique appliquée à l'afférence. La récupération expressive a été lente et difficile en dépit de motivation et coopération parfaites.

Ainsi après environ un mois et demi de rééducation à raison de deux séances journalières, elle s'exprime avec une économie de mots. Par exemple elle répond à la question posée par un médecin « qu'avez-vous fait ce matin ? »

– « J'ai lamé mes pieds, j'ai lamé ma tête, et monsieur est venu me moir ».

A ce moment là, elle quitte la région pour aller vivre chez sa fille, avec l'intention de continuer sa rééducation.

5.4 Monsieur PB 54 ans – technicien supérieur

5.4.1 Dossier médical

Droitier A.V.C. par embolie d'origine cardiaque.
Antécédents : insuffisance cardiaque globale décompensée à l'occasion d'un épisode infectieux.

Scanner : ramollissement sylvien antérieur gauche, l'aire de Broca semble épargnée – image de lésion corticale rolandique basse.

Examen neurologique
- hémiparésie bracchio-faciale droite qui disparaît en 48 heures, il persiste une petite hypotonie faciale.
- pas (ou peu) de troubles sensitifs.

5.4.2 Examen aphasiologique avec le B.D.A.E

Expression de mutisme total – spontanément, en réponse aux question, en dénomination et en répétition. On n'observe aucune manifestation de dissociation automatico-volontaire. La compréhension est normale. Les capacités métalinguistiques sont conservées. L'expression écrite libre accuse un léger ralentissement de l'élaboration, la dictée quelques hésitations et fautes d'orthographe.
- Il y a des erreurs dans la reproduction de séquence de rythmes.
- Le quotient intellectuel non verbal : Q.I. performances est de 128.

Le langage écrit se normalise spontanément en quelques jours (voir écriture spontanée fin de chapitre figure) mais le mutisme expressif ne cède pas.

5.4.3 La rééducation

Nous commençons par les praxies bucco-linguales en lui faisant palper les parties concernées et sentir les vibrations, mais aucun phonème n'est réalisé. Il produit des mouvements anarchiques et tout à fait inefficaces aussi bien sur ordre que sur imitation. Nous constatons que le miroir lui permet de réaliser des mouvements simples, nous lui proposons de s'en servir pour les phonèmes et lui expliquons les schémas des planches ainsi que l'organisation articulatoire des sons du langage. Il comprend très vite la méthode et sa finalité et dès lors il prend la direction de sa rééducation. Pour les voyelles, il ne peut retrouver d'abord que /a/ et /é/. Les premières consonnes retrouvées sont les occlusives bilabiales puis les apico-alvéolaires. Elles sont associées immédiatement à des voyelles.

C'est lui qui peu à peu trace la progression. Il travaille toute la journée avec le jeu de planches et une glace. La langue est pleine de meurtrissures, traces des morsures qu'il s'inflige avec les ratés articulatoires. Il fait preuve d'une extraordinaire ténacité. On reprend avec lui les phonèmes les plus difficiles, ou on révise les anciens à chaque séance. Ce sont /R/ et /ch/ /j/ qui ont été réacquis le plus difficilement. Pour /R/ il a fallu qu'il passe par de nombreuses séances de gargarismes effectués dans des conditions véritables avec de l'eau, la tête renversée en arrière.

Les phonèmes sonores ont toujours été assourdis bien qu'il ait compris le mécanisme laryngé mis en jeu. Il ne pouvait dire que ce qu'il avait réappris. Jusqu'au bout, il n'a pu dire les mots que s'ils utilisaient des articulèmes récupérés, et aucun langage automatique n'est venu suppléer le langage volontaire. Mais il a su être efficace. Il exprime d'abord des syllabes puis découvre lui-même leur agencement en mots.

Son premier mot est « Mimie » le prénom de sa femme. Le jour suivant il dit café et il écrit « ce matin à mon petit déjeuner j'ai pu le dire ». Il commence de lui-même à composer des listes de mots qu'il inscrit dans un carnet et il s'entraîne à les répéter. Son autonomie rééducative est remarquable. A son départ de l'hôpital environ un mois et demi après l'A.V.C. il peut s'exprimer avec des phrases courtes, qu'il scande fortement et assourdit. La rééducation a été poursuivie à domicile. (Cette rééducation a été menée en collaboration avec Marie-Christine Audry.)

En moins de six mois il a pu s'exprimer sur n'importe quel sujet sans aucun manque du mot. Il devait s'obliger à ralentir son débit pour rester intelligible car la désintégration phonétique a persisté. Il a été très heureux et très fier des résultats.

« Ecrivez votre maladie » Monsieur PB

J'étais malade depuis le mois de movembre. J'avais une grippe qu'on m'a soigné par des antiobiotiques. Après j'ai arrêté le travail et j'ai pris du congé. ~~A~~ A la suite de ça j'ai souffert ~~du~~ du foie. On m'a soigné pour cela.

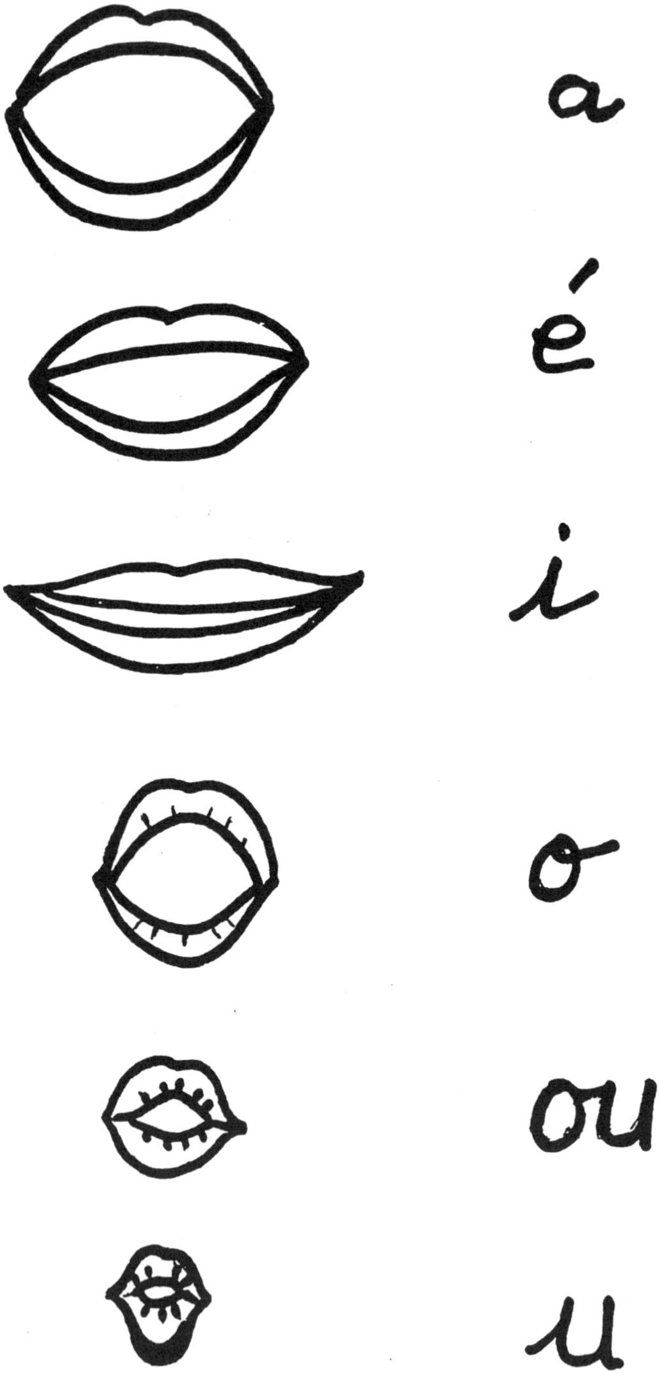
a
é
i
o
ou
u

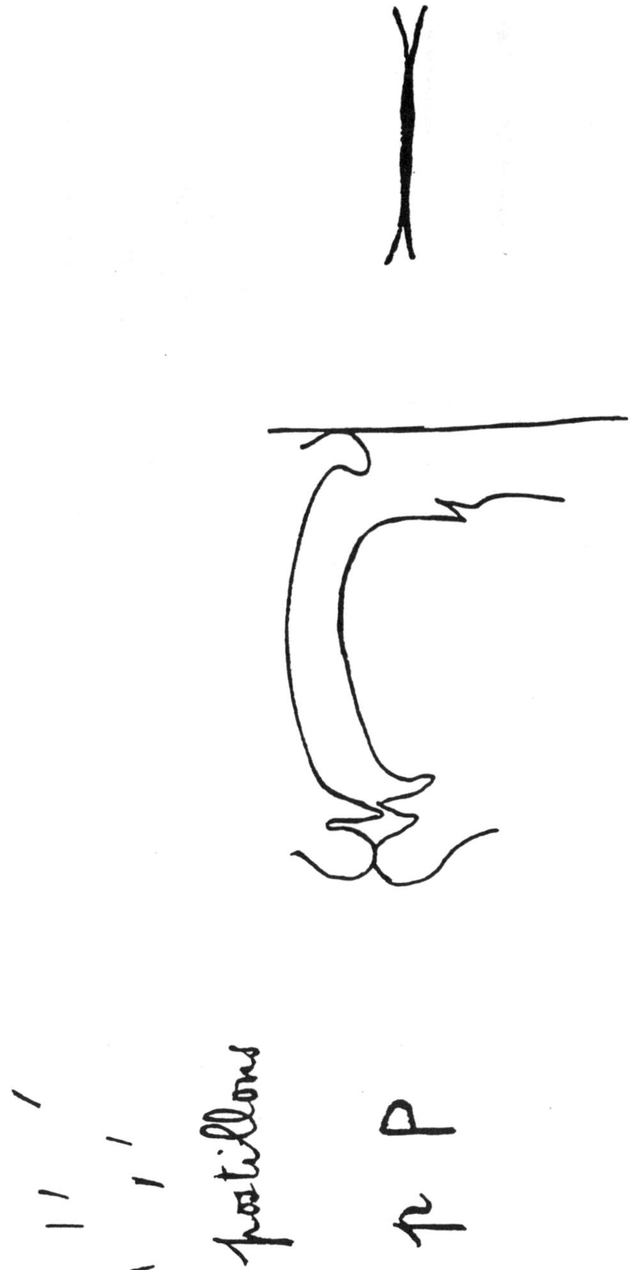

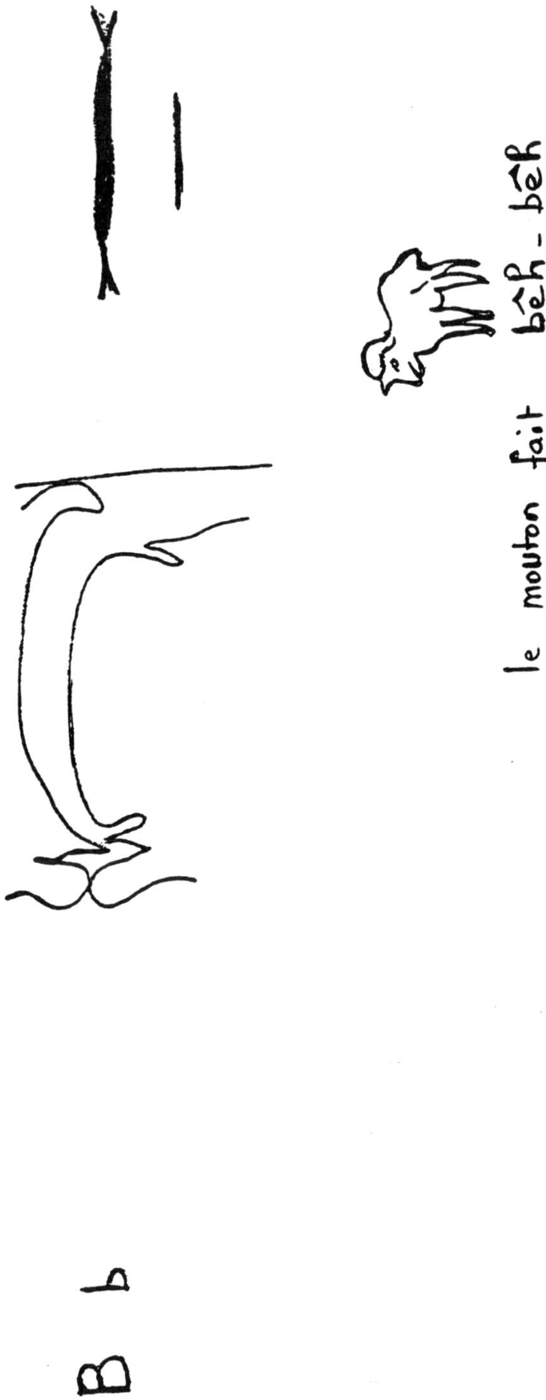
le mouton fait bêh - bêh
B b

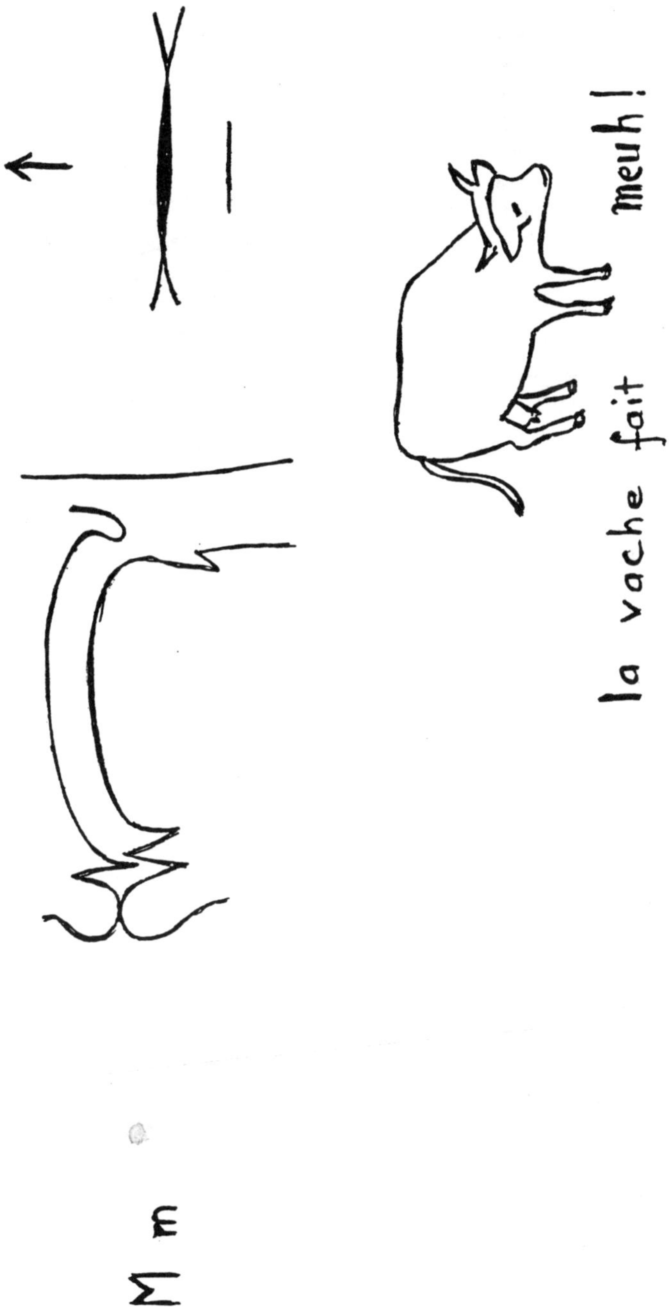
la vache fait meuh!
M m

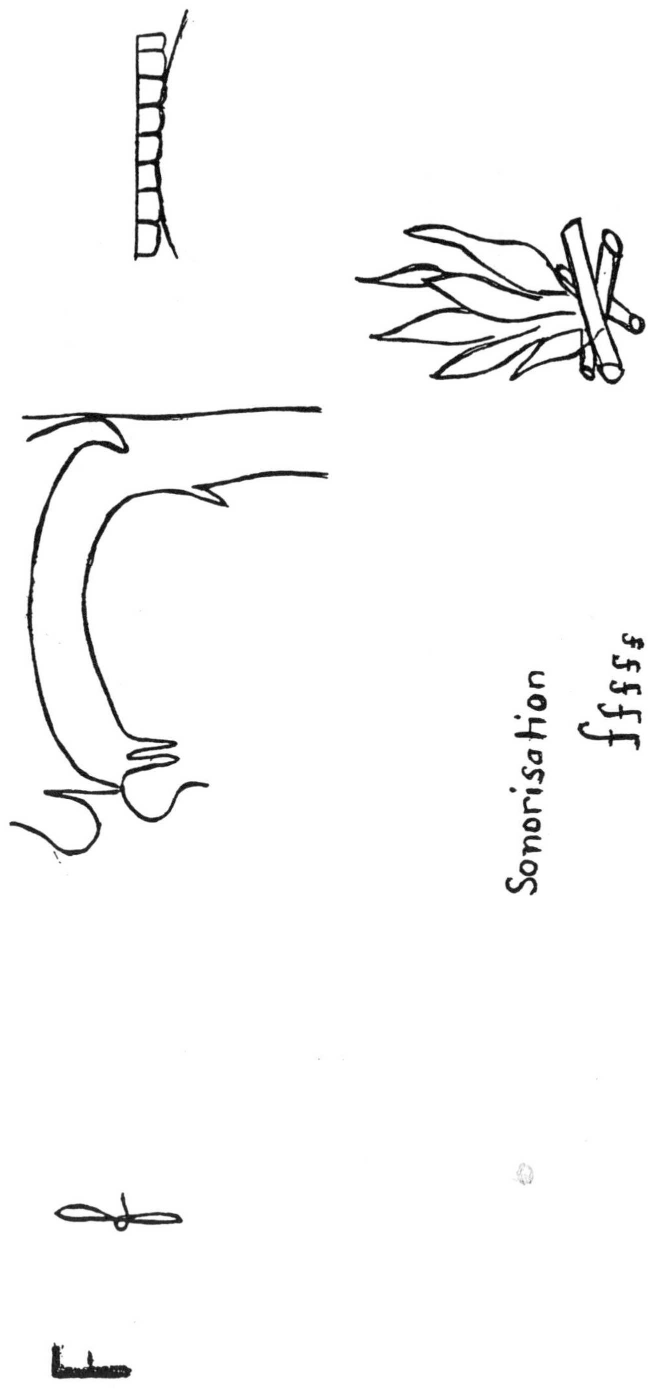
Sonorisation

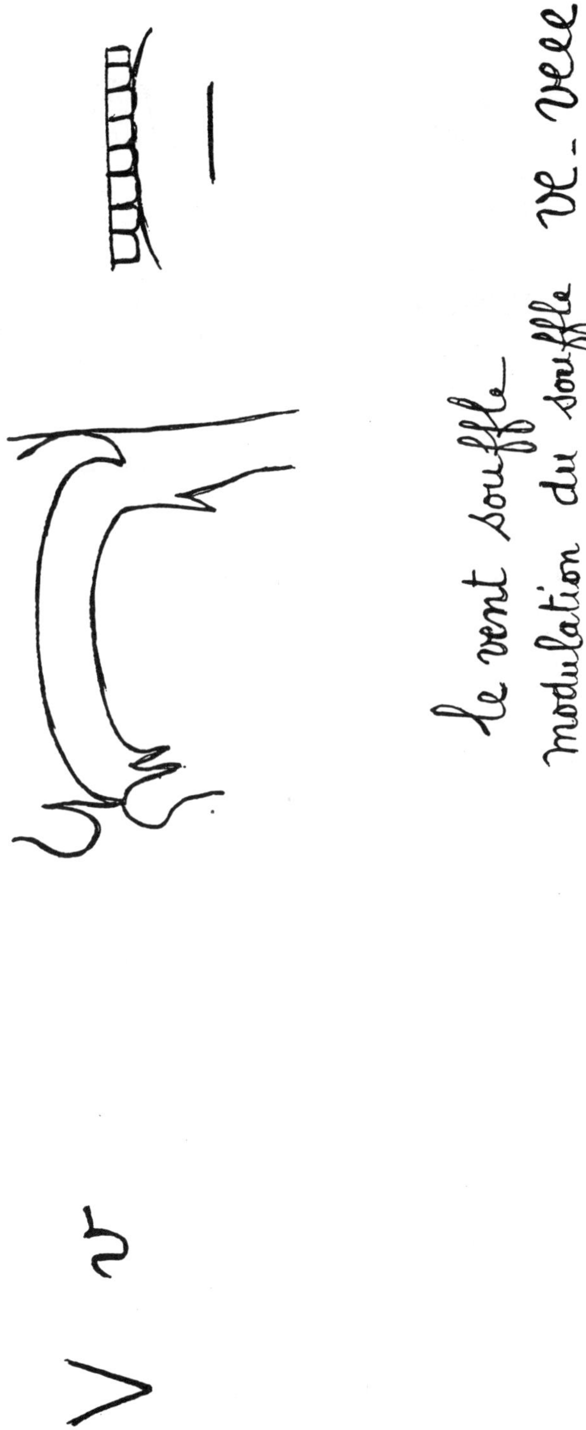
le vent souffle
modulation du souffle
ve _ veee

t T

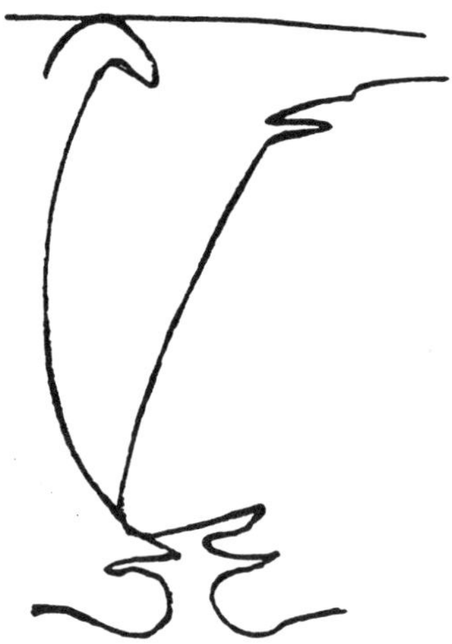

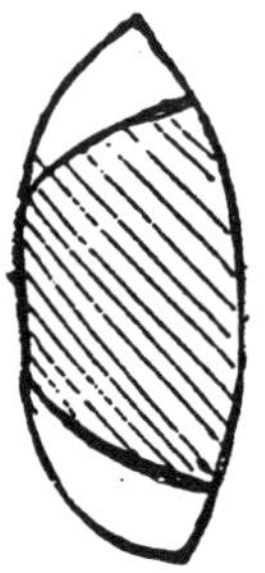

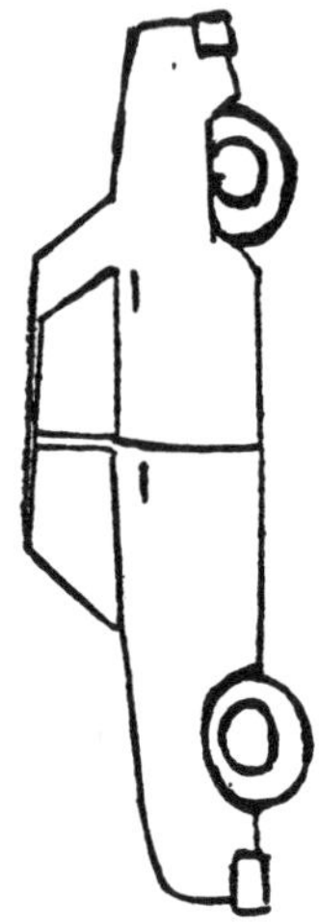

la teuf-teuf !

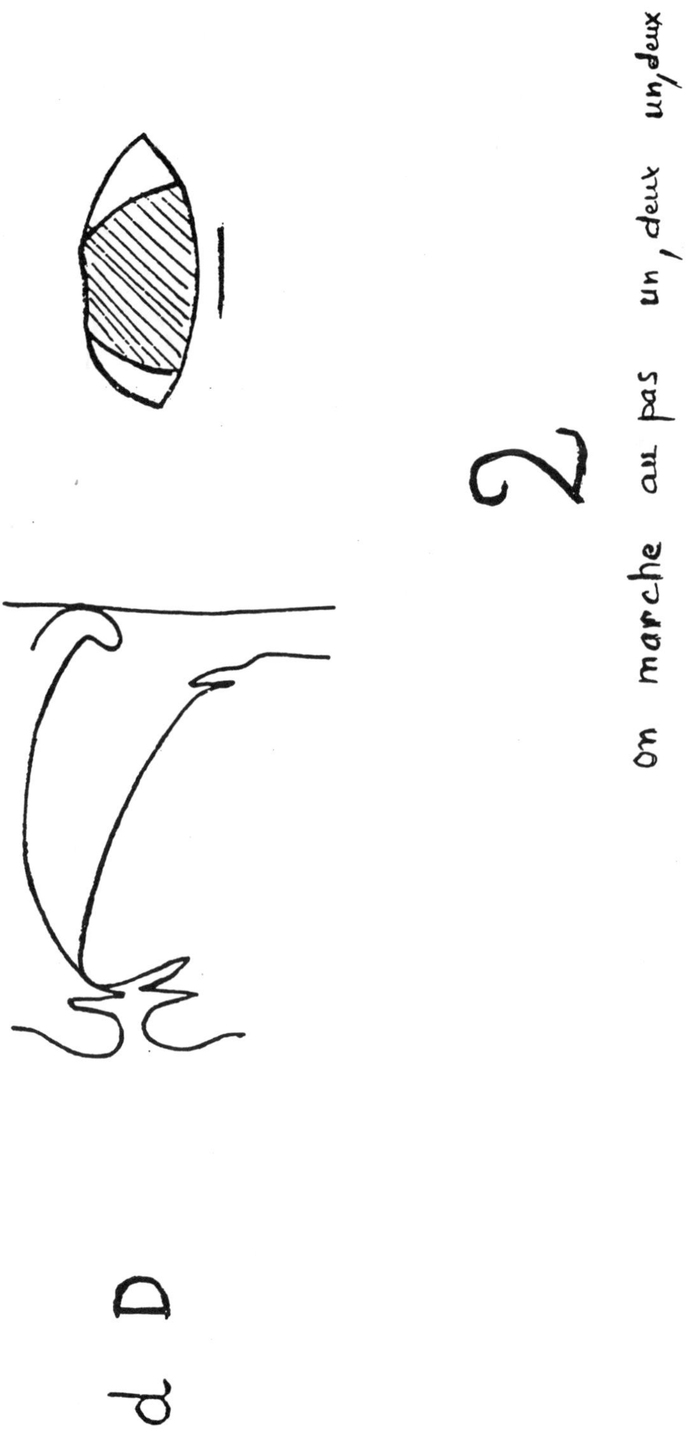
on marche au pas un, deux un, deux
2
d D

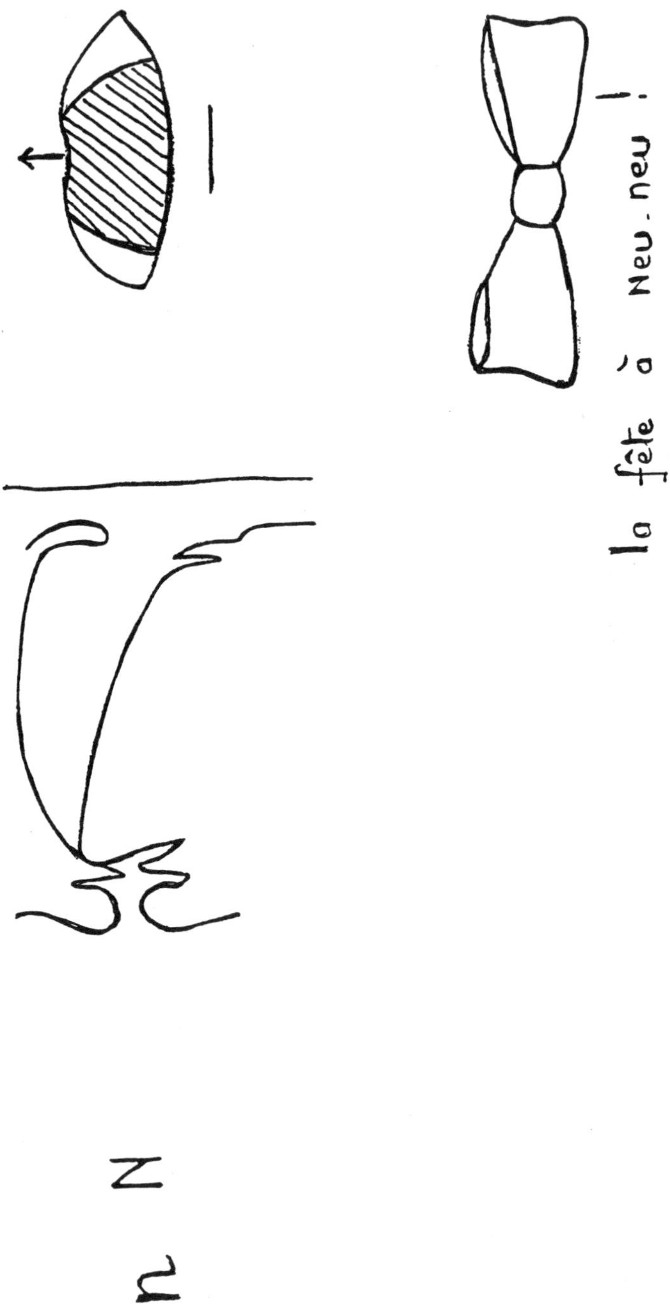
la fête à Neu-neu !

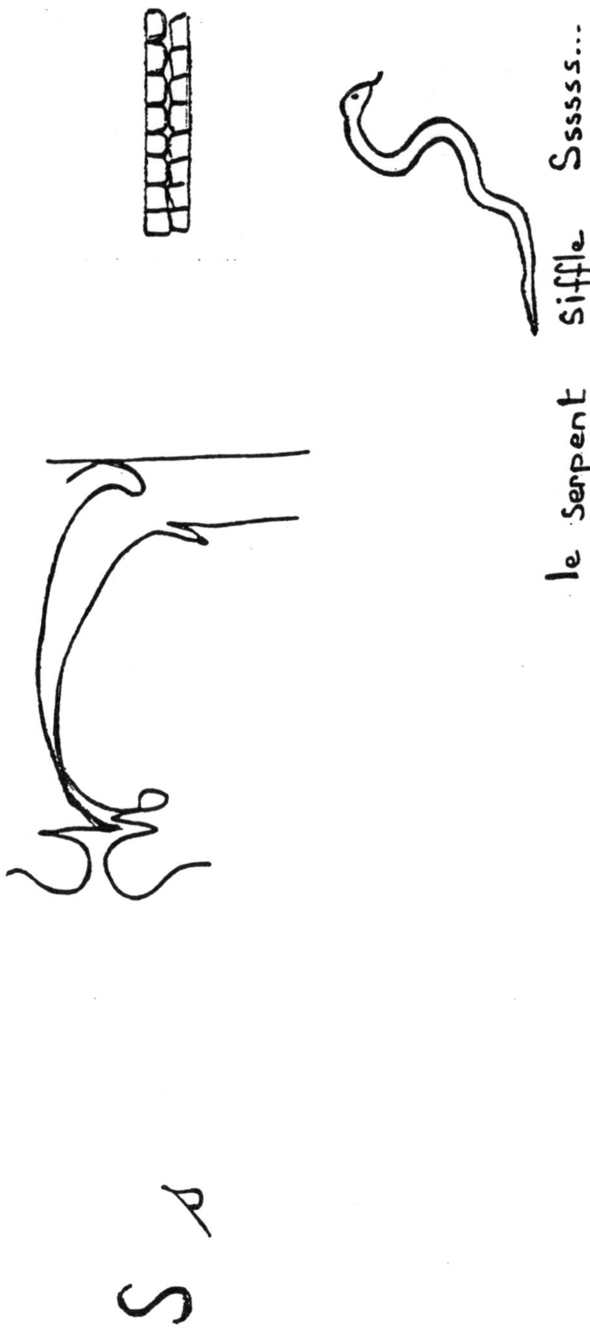
le Serpent siffle Ssssss...

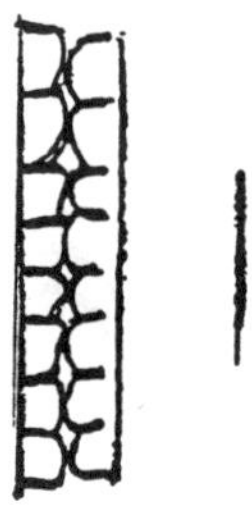

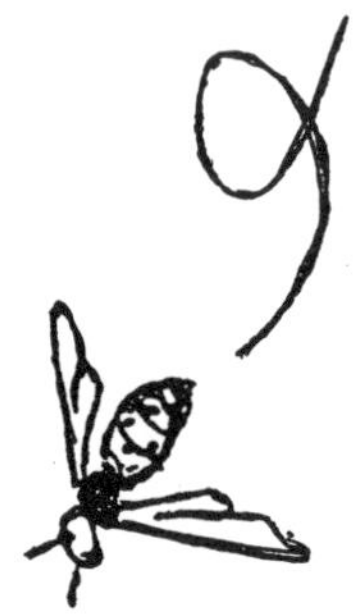

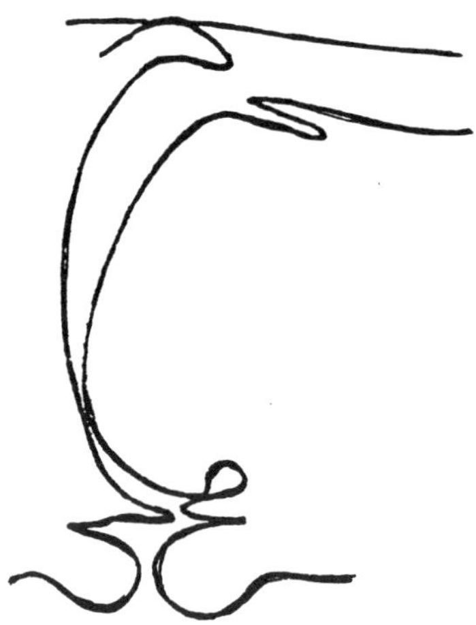

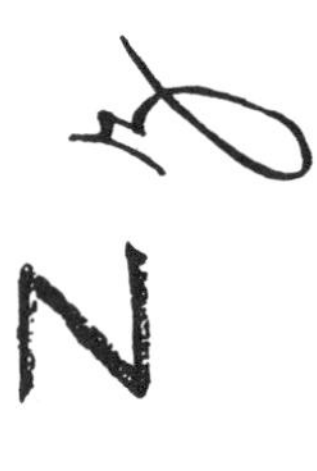

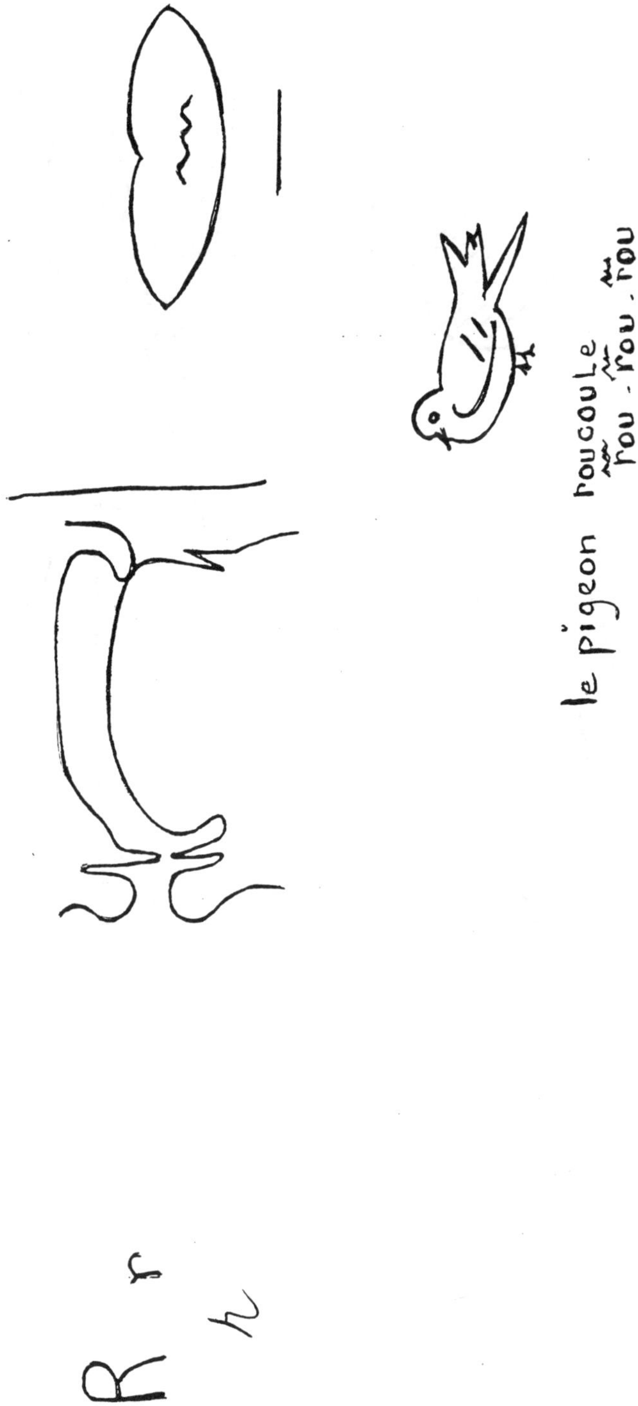
le pigeon roucoule
rou - rou - rou
R

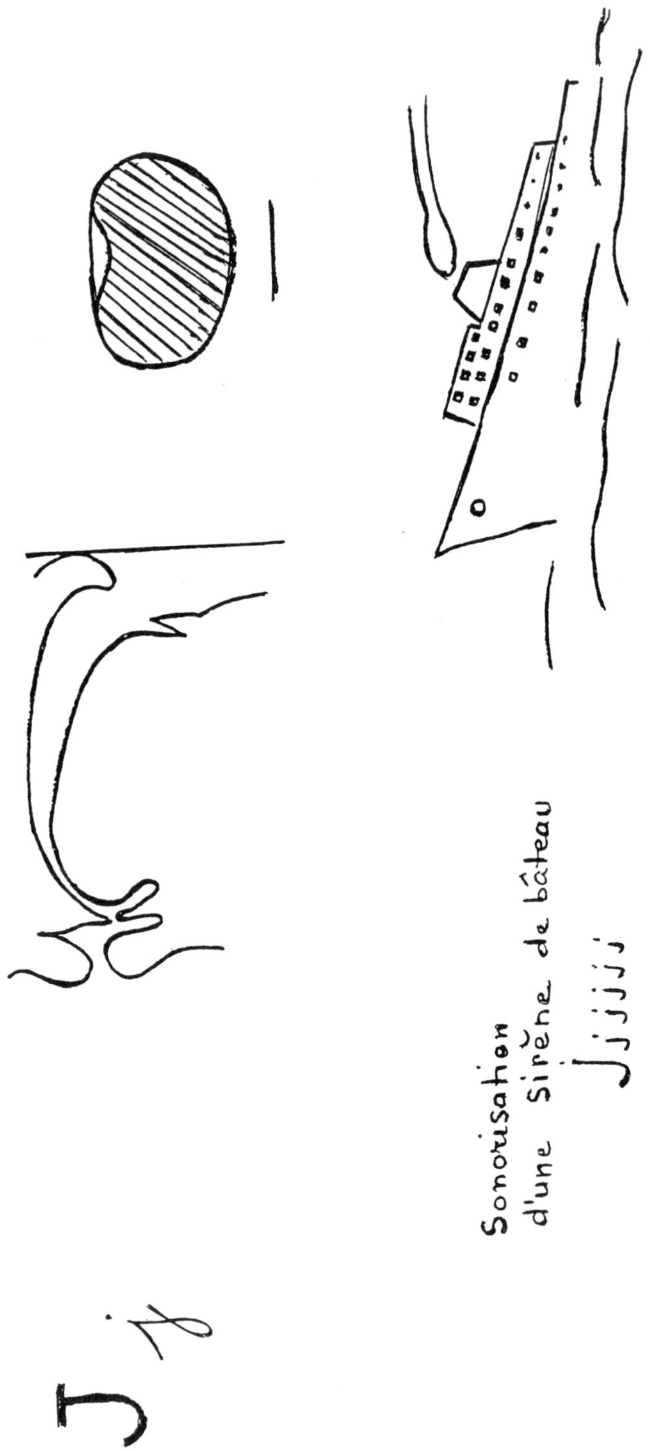
Sonorisation d'une Sirène de bâteau
Jjjjjj
J j

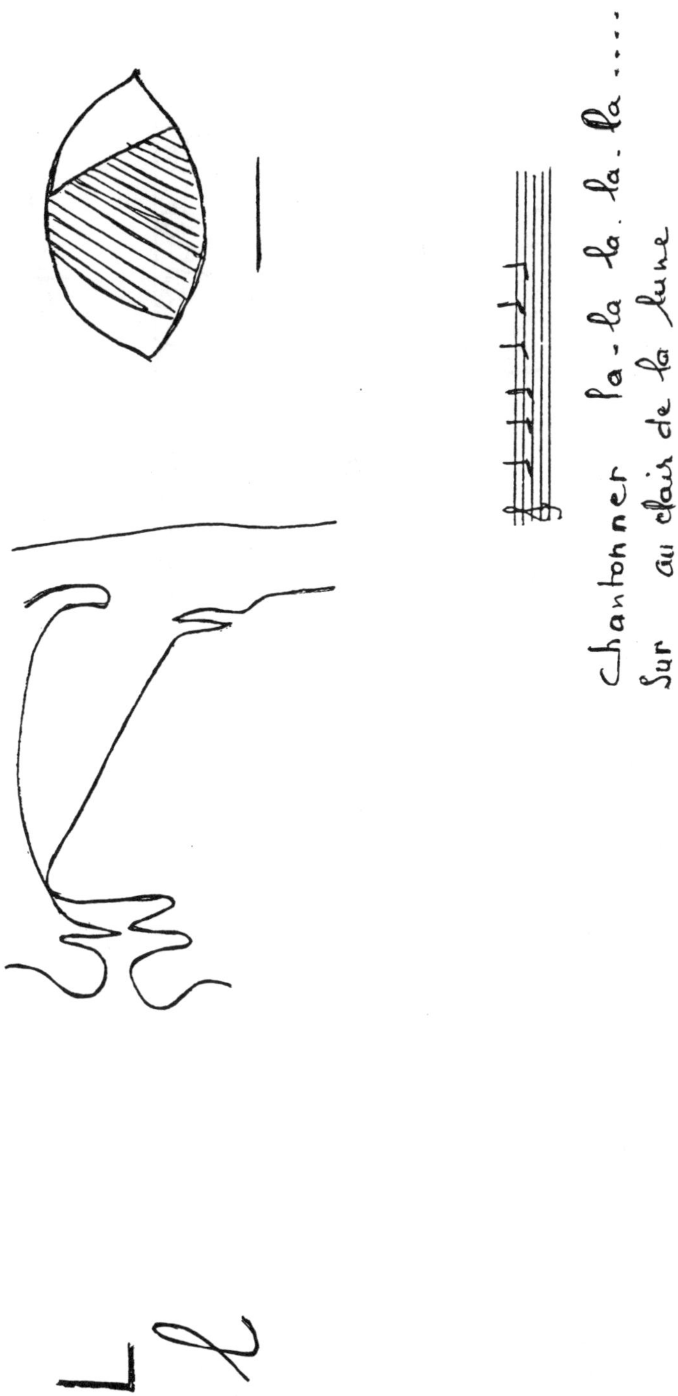
Chantonner la-la la. la. la....
Sur au clair de la lune

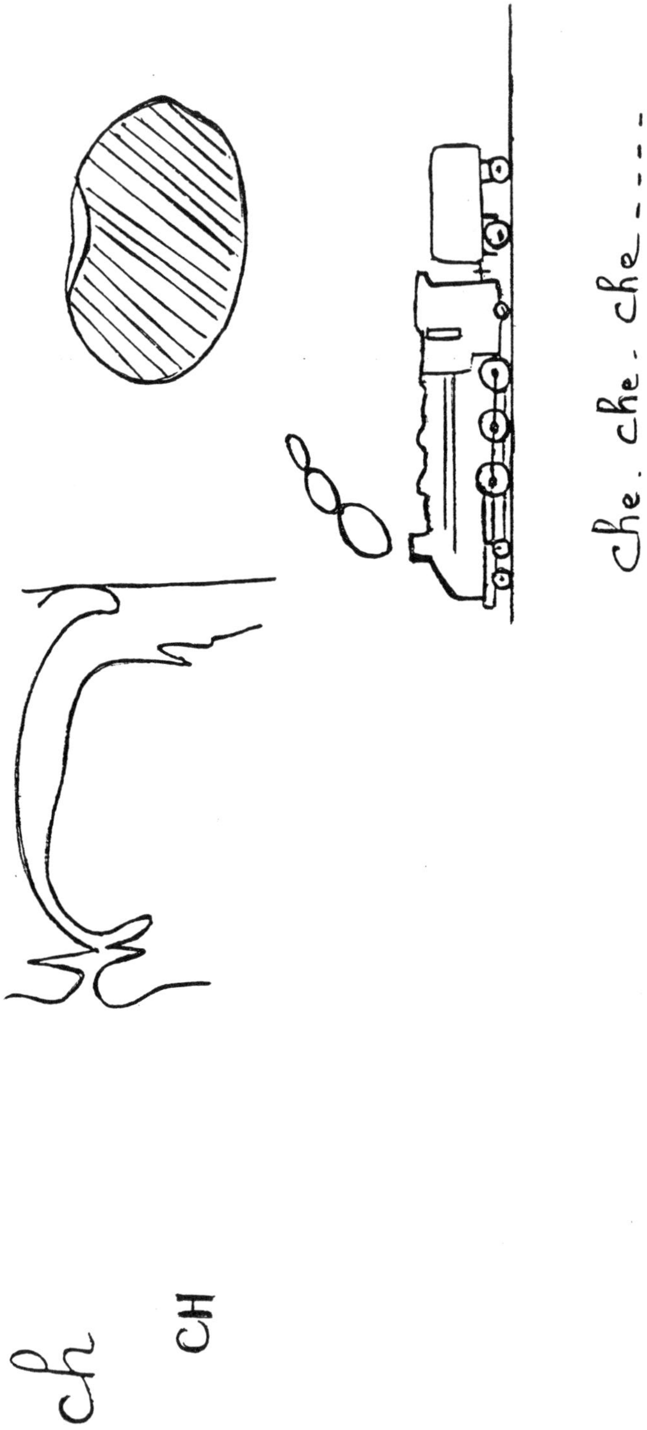
che . che . che ....
ch
CH

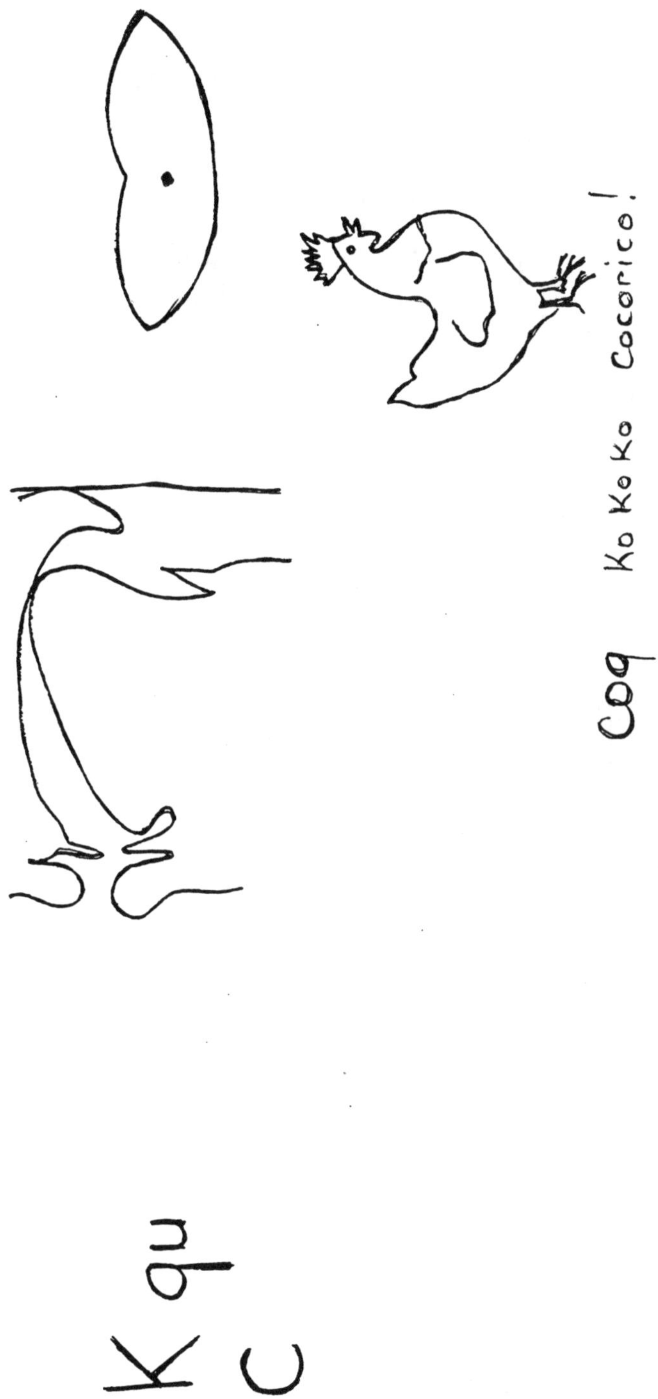
Coq
Ko Ko Ko Cocorico !
K qu
C

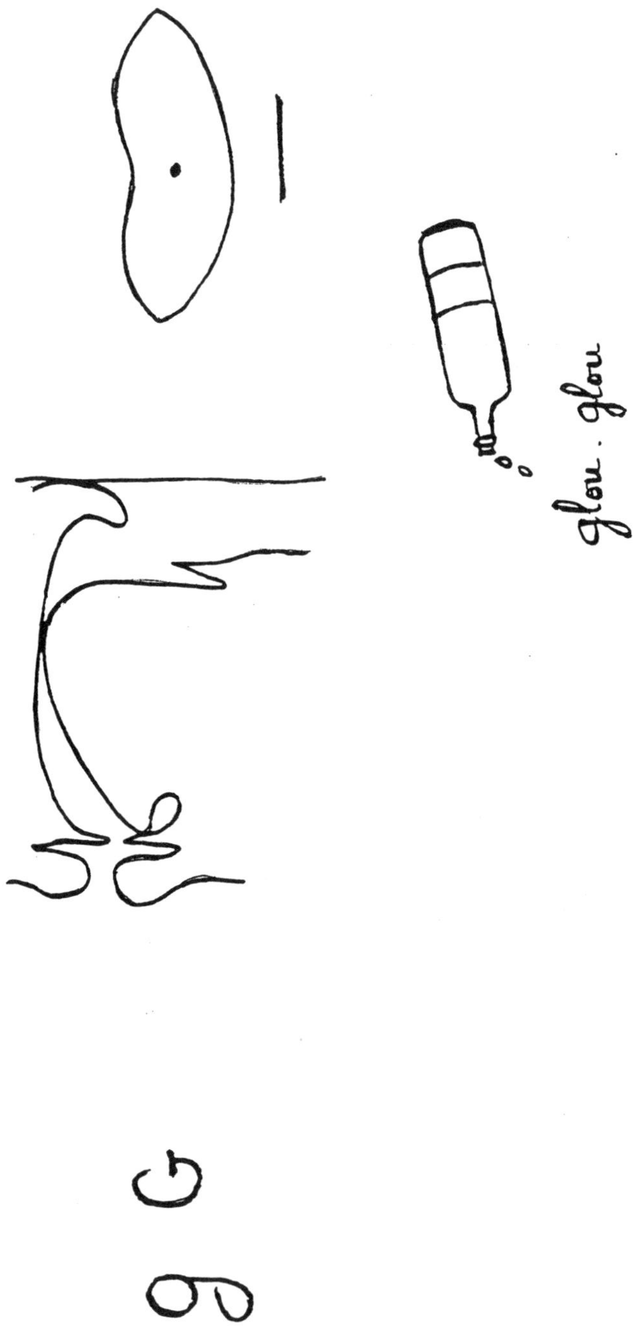
glou . glou

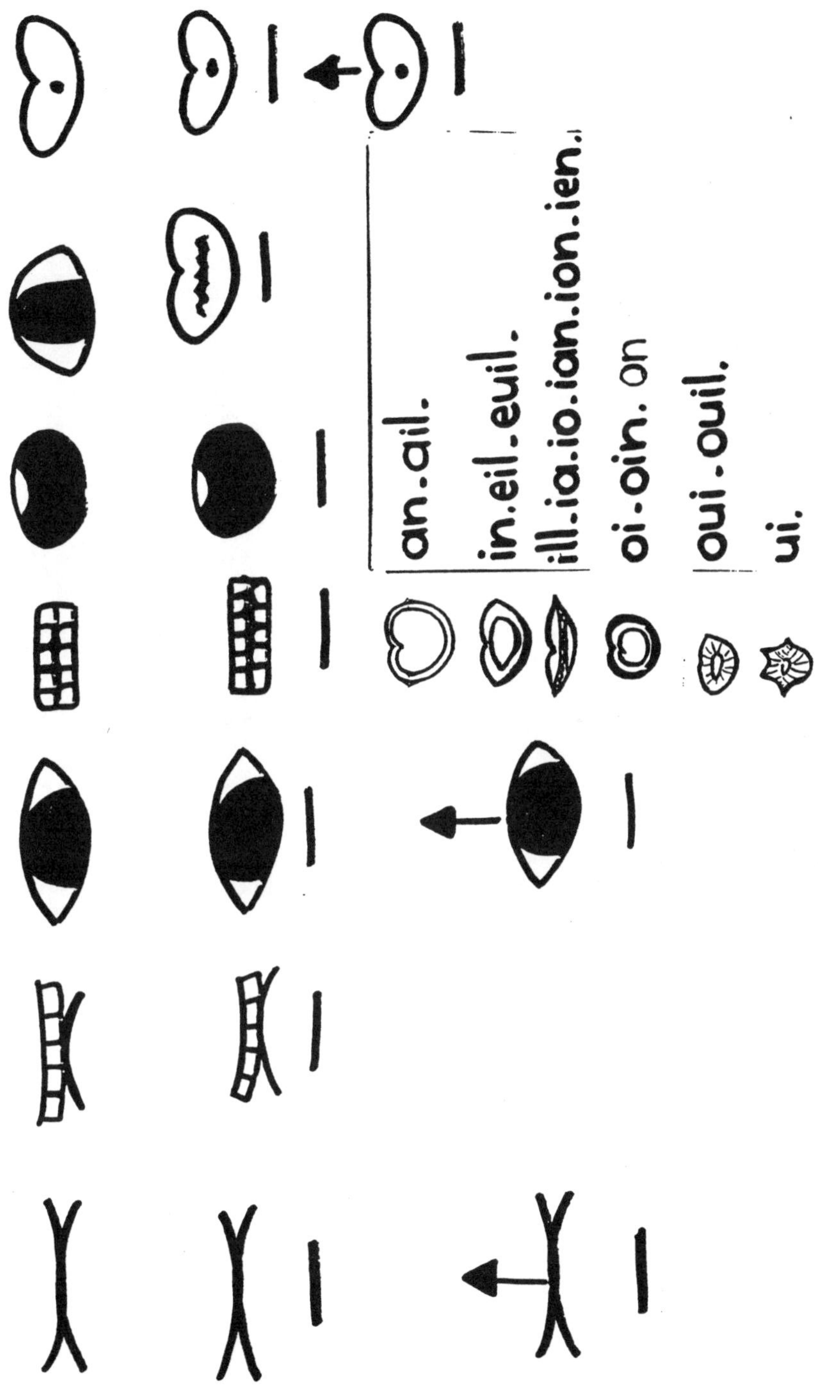
an.ail.
in.eil.euil.
ill.ia.io.ian.ion.ien.
oi.oin.on
oui.ouil.
ui.

12

Aphasie amnésique de Pitres

Définition et caractères généraux

Cette aphasie est responsable d'une anomie expressive légère, mais qui gêne beaucoup le patient. Son expression est ralentie, irrégulière et imprécise. Il cherche ses mots, surtout les substantifs et les noms propres, qu'il remplace par des circonlocutions. L'anomie peut constituer les premiers et uniques signes d'une tumeur, et avoir ainsi une valeur de dépistage. Il est donc indispensable de connaitre l'étiologie avant d'entreprendre la rééducation.

L'Aphasie amnésique est décrite par Pitres en 1898. K. Goldstein la qualifie d'aphasie amnésique véritable, dans laquelle le substantif est remplacé par une périphrase. Il la distingue d'autres formes d'aphasies amnésiques plus sévères qui présentent une anomie par un effacement lexical plus large et dans lesquelles le substantif absent est remplacé par une paraphasie verbale. Le terme d'Aphasie nominale est peu utilisé. On la définit aussi comme aphasie « du manque du mot ».

La lésion est temporale gauche, classiquement l'aire 37 de Brodmann.

C'est une aphasie expressive légère. L'aphasique ne se rappelle plus comment on dénomme les objets.

L'amnésie provoque un trouble de l'évocation du nom des objets, alors que le nom des actions, attributs et relations est beaucoup plus disponible. Il s'agit d'un manque du mot portant essentiellement sur les substantifs.

Selon Luria la perturbation primaire serait une instabilité des traces acoustiques du signifiant, créant une rupture de phase entre les deux faces du signe. L'aphasique dispose du signifié mais non du support sonore correspondant au moment où il veut émettre le nom d'un objet. Il semble que l'on puisse traduire la perturbation en terme de rupture signifiant-signifié par perte de l'image sonore du mot à l'encodage.

1 Les conditions d'apparition

Par étiologie tumorale ou dégénérescente, elle est d'installation initiale et observée sans autres signes. C'est dans ces pathologies qu'elle est le plus manifeste. Par étiologie vasculaire, elle est une composante d'autres formes aphasiques : l'aphasie mixte, l'aphasie de conduction, l'évolution d'aphasie de Wernicke et d'aphasie transcorticale sensorielle.

2 Description des perturbations

2.1 Bilan

C'est une aphasie peu sévère : l'aphasique comprend normalement, il peut s'exprimer sur tous les sujets, même les moins courants et son langage écrit est conservé.

On considère que la compréhension est normale, que le décodage des signes linguistiques est correct tant pour les signifiés que pour les signifiants. Le trouble se manifeste dans l'expression.

2.1.1 L'expression spontanée est caractéristique : le mot manquant est remplacé le plus souvent par une périphrase, un mot « valise » : truc, machin, chose, ou un mot sémantiquement proche dont l'aphasique n'est pas satisfait. Le message est peu clair, imprécis, peu explicite. Le débit élocutoire est irrégulier, ralenti et hésitant. L'aphasique est conscient de son trouble, ce qui contribue à le rendre hésitant et embarrassé. Aucune aide n'est efficace : contexte, ébauche orale ou soufflage.

2.1.2 La situation de dénomination rend le trouble plus évident. Il n'a plus l'échappatoire de la substitution d'une périphrase ou d'une paraphasie sémantique. C'est l'épreuve de dénomination d'images qui est la plus cruciale : il ne peut pas s'aider de la redondance sonore fournie par les questions de l'interlocuteur comme dans une épreuve de dénomination par le contexte et ainsi il est confronté à sa seule mémoire du signifiant. On évalue à environ 40 % le nombre de réponses de l'aphasique à l'épreuve de dénomination.

2.1.3 La dénomination multiple
Lorsque le manque du mot est plus discret, on observe le trouble de dénomination en présentant deux ou trois images à la fois : les associations créées par cette présentation multiple déstabilisent l'évocation. Cette situation est celle qu'on observe dans l'aphasie acoustico-amnésique.

2.1.4 La répétition est normale

2.1.5 La lecture est normale, l'écriture légèrement dysorthographique.

2.2 Les résultats

C'est une aphasie peu sévère : l'aphasique comprend normalement, il peut s'exprimer sur tous les sujets, même les moins courants, son langage écrit est conservé. Et pourtant le patient est très gêné.

3 Rééducation

« Le manque du mot » aphasique défini comme anomie lexicale pour le « Wernicke », anomie grammaticale pour le « Broca », répond au Principe de Dissociation Automatico-Volontaire. C'est pour cette raison que les techniques de stimulation sont agissantes. Mais l'anomie amnésique de Pitres qui ne répond pas à cette dissociation nécessite des techniques basées sur l'apprentissage. Celui-ci est préconisé par O. S. Vinogradova. Il consiste à exploiter la préservation des champs lexico-sémantiques. On demande à l'aphasique d'apprendre par coeur des séries de mots sémantiquement proches. A chaque séance on donne à apprendre 2, 3 ou 4 séries très différentes pour éviter les interférences : par exemple les marques de voitures, les métiers du bois, les objets de toilette, ou les substantifs relevés dans un texte étudié se rapportant à un thème.

Les mots sont écrits, il doit les réciter sans omission et dans l'ordre à la séance suivante. Le nombre d'éléments à retenir augmente avec l'entraînement, et les séries sont choisies en collaboration avec le patient. Il demande à retrouver d'abord certains mots de préférence à d'autres, selon ses intérêts et préoccupations.

Cette technique réenclenche un processus de mémorisation en chaîne capable d'augmenter la capacité de dénomination de l'amnésique. La rétention est très difficile, et il faut beaucoup insister pour faire accepter la rééducation qui exige beaucoup de temps d'entraînement. Il est indispensable d'utiliser un matériau linguistique : des mots écrits, et non des images, car tout se passe comme si l'image au contraire parasitait la rétention.

4 Exemple illustratif d'aphasie amnésique de Pitres

4.1 Monsieur D. Dossier médical

- Alors qu'il conduisait sa voiture, et sur le point d'arriver à son domicile, il fait une crise comitiale brutale, avec aphasie et hémiplégie, qui s'est résolue très rapidement.
- Il fait une nouvelle crise, plus des troubles du langage paroxystique de 30" avec clonies de la langue et discret déficit persistant.
- Il est hospitalisé
- EEG activité lente temporo-rolandique gauche
- scanner : volumineuse tumeur fronto-pariétale gauche évoquant un glioblastome avec nécrose centro-tumorale, entraînant un effet de masse sur le système ventriculaire
- artériographie : processus occupant avec néo-vaisseaux
- traitements radio-chimio renouvelés sans succès.

4.2 Observation du malade

L'orthophoniste est appelée à la demande du patient, à deux mois de la première crise comitiale lors d'une hospitalisation. Il dit qu'il a fait d'importants progrès, (réalisés spontanément), mais que le manque du mot le gêne encore. Son expression spontanée apparait peu déficitaire, cependant elle semble embarrassée, maladroite, imprécise. Nous lui proposons une courte séance de dénomination d'images, car il se plaint d'une grande fatigue de la voix, 14 images d'objets courants en couleurs dont les résultats sont reportés dans un tableau (tableau). Au préalable nous lui proposons de converser un peu. Voici une partie de cet entretien.

- « Avant que je ne vous montre des images, j'aimerais que nous ayons un bout de conversation, de quoi voulez-vous que nous parlions ? »
- « Eh bien, voilà, depuis trois mois j'étais fatigué. Et j'étais... euh radio-électricien à (X... nom de l'entreprise) et je faisais du travail... par monts et par vaux, je partais en déplacement ».
- « Sur la France ? »

- « Sud, Sud-Est et puis Corse. Et bon, heu... »
- « C'est un métier qui vous plaît ? »
- « Eh oui ».
- « Vous aimez les déplacements, ça ne vous pèse pas ? »
- « Non, je partais pas très souvent en déplacement... je partais en gros deux semaines sur quatre, et ma femme, elle acceptait ça très bien. »

4.3 Analyse des résultats du protocole de dénomination

Le nombre de réponses est supérieur au nombre d'items car nous avons essayé d'établir un éventail des réponses possibles, lui laissant tout le temps de chercher. On relève : 7/14 bonnes réponses. 7 mauvaises réponses dont 3 erreurs.
Ces mauvaises réponses ont permis le recueil de 20 paraphasies sémantiques réparties selon une classification sémantique.
13/20 sont de type relation contextuelle ou paraphasie sémantique syntagmique : relationnel, attribut, tout à partie. Nous y faisons entrer une des trois erreurs « salle de bains pour baignoire ».
7/20 sont de type paraphasies verbales sémantiques hypéronyme-cohyponymes.

Les paraphasies syntagmiques de nature prédicative sont moins contraignantes et diminuent les risques d'erreurs, puisque le patient peut changer de catégorie grammaticale verbe, adjectif ... à la place du substantif. C'est le mode qu'il préfère : 13/20.

Les 7 autres l'obligent à rester dans la même catégorie grammaticale, la substitution d'un substantif à un autre se traduit par, soit un superordonné comme oiseau pour pigeon, soit une paraphasie sémantique fleur pour maïs, seau pour arrosoir, c'est à dire deux erreurs sur les trois.

Malgré la difficulté de se prononcer sur un nombre aussi faible, il semble qu'en cas d'échec de l'évocation on retrouve ce qui est classiquement indiqué : une meilleure capacité pour évoquer les groupes verbaux que les substantifs.

4.4 Interprétation des erreurs

Pour dix sept mauvaises réponses sur les vingt obtenues, on observe la substitution d'une périphrase au nom de l'objet.

Ce mode de réponses rappelle le manque du mot bénin présenté par certains témoins vieillissants. En revanche le nombre élevé des réponses, de même que les trois franchement erronées : salle de bain pour baignoire, fleur pour maïs, seau pour arrosoir, sont pathologiques.

Chez cet aphasique qui semble préserver son intégrité gnosique et sémantique des référents, on peut évoquer un trouble de la liaison perceptivo-sémantique, perturbation que l'on peut interpréter comme une dysconnexion. Elle apparait et s'extériorise concrètement dans la situation expérimentale de dénomination où la stimulation est visuelle et la réponse verbale mais elle peut être présente dans la situation d'évocation spontanée. Il s'agirait alors d'une stimulation interne d'un matériau linguistique de nature visuelle. Les substantifs répondent pour la majorité d'entre eux à cette définition.

4.5 Interprétation des résultats

L'épreuve de dénomination est bien la situation adéquate d'observation. Elle permet de retrouver les symptômes classiques :

- pas de tentative d'approche de la forme sonore. Sur notre insistance pour pigeon il dit /P/ puis /pi/ puis /Pivert/
- pas de paraphasie phonémique
- pas d'aide par le soufflage : par exemple quand on lui propose : « c'est du ma... – il dit /épi/ » (et non maïs qui est attendu).
- des paraphasies sémantiques syntagmiques : les périphrases et circonlocutions.
- des paraphasies verbales sémantiques
- un trouble de la liaison perceptivo-sémantique.

NB : L'étiologie maligne et l'épuisement physique du patient contre-indiquaient une rééducation orthophonique.

Protocole de dénomination

	B.R.	Hypéro nymes	Cohypo nymes	relation-nel	attribut	tout à partie
1 Vélo	+					
2 Baignoire : une salle de bain	–					+
3 Maison :	+					
4 Sapin : un arbre… épineux quoi. Un arbre d'hiver, épineux, c'est un arbre d'hiver pour faire papa Noël	–					
5 Epi de maïs : une fleur, c'est une fleur qui est … non c'est pas une fleur, c'est plutôt…ça m'échappe, ça me dit rien. C'est pour faire… pas du céleri, on les croque, on en vend, mon fils en mange beaucoup je ne sais pas … mon fils il mange ça. « Pouvez-vous l'écrire ? » … « ça commence par M »… « c'est très court » « C'est un mot caractéristique il y a un tréma » « un tréma? » « c'est du ma… » … : un épi !		+	–			
6 Cuillère :	+					
7 Tourne-disque :	+					
8 Pigeon : un oiseau qui a fait un œuf, un oiseau de ville. Il amorce /p/, pi… un pivert non, c'est …	–	+	–	+	+	
9 Pagaie : (il est impossible de lui faire donner « rame » en évoquant la barque, et ce qui sert à la faire avancer)	+					
10 Arrosoir : un seau, quelque chose pour arroser. (nous lui demandons de le décrire) : je vois un seau avec le pommeau au bout… c'est un arrosoir	–		+	+		+
11 Brosse : absence de réponse (lui demandons ce qu'il ferait avec l'objet : je brosserais quelque chose, brosser c'est bon ?)	–					
12 Chauve-souris : oiseau (lui disons « c'est un nom composé ». « dedans il y a souris » dit immédiatement chauve-souris.	–	+				
13 Enveloppe :	+					
14 Gourde :	+					
	7	**4**	**1 +** **2 –**	**7**	**4**	**2**

13

Aphasie de conduction

Définition et caractères généraux

Elle est souvent définie comme aphasie expressive fluente. En fait le débit de parole se situe plutôt à mi-distance entre la réduction du Broca et la logorrhée du Wernicke. Le diagnostic est classiquement posé en regard d'achoppements phonologiques dans l'expression. Mais ce trait clinique n'est pas constant. A contrario, les performances expressives dans des tâches proposées sont toujours inférieures aux performances d'expression spontanée. Ce qu'on peut traduire par la préservation d'un langage automatique. Elle est assez fréquente. Les étiologies sont plus diversifiées que celles des aphasies polaires. Elle est de sévérité moyenne par rapport à l'ensemble des aphasies puisque la compréhension reste sub-normale et le flux expressif informatif. Elle apparait comme une forme intermédiaire entre les deux aphasies Broca et Wernicke, par sa sémiologie empruntant à chacune d'elles et par sa localisation lésionnelle qui est médiane dans la zone du langage. Dans la pratique il est difficile de souscrire à l'existence d'une forme unique de Conduction tant la sémiologie est diversifiée d'un patient à un autre. La restauration nécessite un relevé préalable, particulièrement long et minutieux, des signes cliniques. La progression doit être adaptée à la nature et à l'ordre d'importance des perturbations responsables.

Le terme de « Conduction » est dû à Wernicke mais cette aphasie est décrite par Lichteim. Pour Hécaen l'aphasie de Conduction est appelée aussi trouble de la programmation de la phrase. Le terme de Conduction s'est largement généralisé bien que les auteurs reconnaissent une symptomatologie hétérogène. En ce qui concerne » les localisations lésionnelles », on enseigne classiquement que les lésions centrales et post-centrales de la zone du langage intéressent les fibres qui relient les cortex associatifs auditif et sensori-moteur. C'est une aphasie expressive. La compréhension est normale ou sub-normale. Les perturbations responsables sont de différents ordres. K. Goldstein fait intervenir l'aphasie amnésique. H. Goodglass et Luria distinguent des éléments composites d'afférence pour le trouble phonémique. Luria fait intervenir le syndrome acoustico-amnésique, H. Goodglass le syndrome du lobe pariétal. H. Hécaen montre la double perturbation qui affecte la réalisation phonémique et l'organisation phrastique. A.R. Lecours insiste sur le trouble de la sériation.

1 Les conditions d'apparition

Elle est observée comme aphasie initiale, mais beaucoup moins souvent que le « Broca » et que le « Wernicke ». Elle peut être une forme évolutive d'aphasie mixte, ou d'aphasie de Wernicke. Mais les formes évolutives ne présentent plus les caractéristiques observées dans l'expression spontanée d'une conduction apparue d'emblée.

Lorsque les lésions touchent la substance blanche ou les noyaux gris centraux, elle subit des modifications telles qu'elle devient difficile à identifier et on lui préfère alors le qualificatif d'aphasie atypique.

2 Description des perturbations

2.1 Le bilan neurologique

En général il n'y a pas d'hémiplégie. Mais l'apraxie bucco-faciale est assez courante au départ. Il faut noter le cas échéant l'apraxie idéomotrice, les troubles de la sensibilité, les troubles du champ visuel.

2.2 L'expression spontanée

Elle peut être un très bon critère de diagnostic quand elle est caractéristique. Dans ce cas l'aphasique a une bonne incitation à parler, et sa production est quantitativement peu diminuée. Mais l'atteinte qualitative est double. D'une part, il utilise un fort contingent de formules très automatisées, d'autre part les phrases sont tronquées et laissées en suspens par des achoppements itératifs sur les syllabes, à la manière d'un balbutiement. Cette conduite d'approche de la syllabe montre une approximation de la cible qui s'améliore quelquefois au cours des essais. Les erreurs entraînent des paraphasies phonémiques-paraphoniques et des élisions. L'ordre des syllabes ou des phonèmes n'est pas respecté à l'intérieur d'un mot. Les erreurs touchent les substantifs, dont le nombre est souvent diminué, et beaucoup les chiffres et les nombres : donner des dates, des âges, des prix est un tourment pour le patient.

2.3 L'anomie

On constate un manque de substantifs, mais aussi un appauvrissement d'autres mots. Le trouble de la compréhension ne rend pas compte à lui seul du trouble anomique : il existe aussi une difficulté à sélectionner les mots à l'encodage.

2.4 Le bilan de l'aphasie

Il nécessite une longue investigation.

2.4.1 La dénomination rend compte de l'anomie. La plupart des catégories grammaticales peuvent être explorées avec des images : objets, actions, qualificatifs d'objets ou de personnes, prépositions. Il faut ajouter nombres et lettres repris dans une investigation systématique du langage écrit. Moins l'anomie est importante plus l'expression est informative. On constate des disparités importantes d'un patient à l'autre.

2.4.2 La répétition permet l'exploration des troubles de ciblage phonémique, de sériation syllabique, de programmation phrastique. Elle peut rendre compte de la totalité d'une symptomatologie de Conduction, en absence d'anomie. Les performances de répétition sont variables, mais toujours très au-dessous des autres productions expressives. Elles sont positivement sensibles aux effets, de la signification : mots / non mots, de la fréquence, de la concrétude, de l'organisation phrastique : une phrase simple SN(syntagme nominal)+ SV(prédicat)+ SN est mieux répétée qu'une série constituée d'un même nombre de mots équivalents. Enfin il y a un effet négatif de la longueur des items.

2.4.3 Les épreuves de fusion syllabique
L'aphasique entend deux phonèmes l'un après l'autre et il doit en faire la fusion, c'est-à-dire les combiner : /P/ /a/ ⟶ /Pa/. On lui propose une

vingtaine d'items intégrant les différents phonèmes, dans des syllabes simples et complexes, en ordre direct et indirect. Il ne doit pas regarder le mouvement de la bouche.

2.4.4 Épreuve de décision de fusion.
L'aphasique entend deux phonèmes l'un après l'autre puis une fusion, il dit oui ou non selon que la fusion est juste ou erronée. Cette épreuve teste la jonction entre décodage et encodage phonologique.

2.4.5 Épreuve de décision phonologique (voir annexe de la Surdité verbale)
Elle se place entièrement sur le versant décodage. Elle est utilisée pour détecter la Surdité Verbale. La capacité de réception est testée avec le même matériau linguistique dans les situations de désignation, et dictée. Les performances ne sont pas toujours correctes bien que moins altérées qu'à l'encodage.

Les erreurs et latences dans les épreuves de décision phonologique et de décision de fusion montrent une perturbation de base de la répétition : un trouble au niveau du passage des stimuli d'un versant à l'autre. On est à la jonction décodage-encodage qui permet la répétition.

Les flous phonologique et articulatoire déstabilisent la boucle audi-phonatoire qui perd ainsi son ajustement automatique. En conséquence toute conduite de répétition est déficitaire.

2.4.6 Interprétation des résultats
La Conduction apparait comme un état instable de la trace verbale entre les processus décodage-encodage. Il semble que la perturbation calque au niveau linguistique, l'instabilité des processus physiologiques nerveux sous-jacents.

2.4.7 Le langage écrit
Les performances sont très variables, il peut être peu touché ou totalement absent.

3 La rééducation

Elle débute par le rétablissement des articulèmes. Quand il existe une apraxie bucco-faciale, celle-ci est traitée parallèlement. Dès que la rééducation s'instaure, les conduites d'approches cessent. La récupération articulatoire est beaucoup plus aisée que dans l'afférence. On utilise les schémas articulatoires pour expliquer la perturbation et pour la rééducation. On explique de la façon suivante : on donne un couple de mots monosyllabiques ne se différenciant que par la consonne initiale :

par exemple /dent/ /lent/ et on montre sur les schémas articulatoires comment se traduit la différence. On peut utiliser le tableau récapitulatif des articulèmes épuré de toutes les facilitations (voir annexe 2 chapitre XI). On tient compte du choix du patient et de la gravité du déficit. L'exercice s'effectue en trois temps : il entend une syllabe simple consonne-voyelle, il désigne le schéma correspondant, il répète. L'exercice demande parfois un entraînement préalable exclusivement en désignation. Lorsqu'on a obtenu aisance et rapidité on augmente la difficulté et la longueur du logatome.

Le trouble acoustico-amnésique ou mémoire de travail est entraîné avec non plus un stimulus unique mais une suite allongée progressivement, exactement dans les mêmes conditions. La désignation des schémas successifs soutient la rétention et la répétition. Une pause entre les stimuli de la série peut faciliter la mémorisation. Un autre exercice, plus sélectif, vise uniquement la mémoire de travail : l'aphasique dénomme dans l'ordre les schémas désignés.

L'anomie est susceptible de s'amender d'elle-même avec l'amélioration de la compréhension. Mais il est souvent nécessaire d'instaurer parallèlement une rééducation de l'amnésie de la façon dont elle est présentée dans le tableau d'aphasie amnésique de Pitres. Le moment où débute la rééducation de l'anomie dépend de sa gravité.

4 Exemple illustratif d'aphasie de conduction

Madame CCD – 62 ans, infirmière, niveau baccalauréat. A.V.C.

4.1 Dossier médical

Scanner : examen réalisé sans et après injection intraveineuse de produit de contraste : il n'y a aucune anomalie au niveau de la fosse postérieure. On retrouve, au niveau de la région pariétale gauche contre le ventricule latéral gauche, une hypodensité ne prenant pas le contraste, ne refoulant pas les structures de la ligne médiane et le ventricule. Cet aspect confirme la nature de séquelle ischémique de cette image. Les sillons de la corticalité sont normaux.

Antécédents : H.T.A., hypercholestérolémie traitées.

4.2 Bilan : 10 jours après l'A.V.C. (B.D.A.E.)

4.2.1 Expression spontanée

Voici comment elle parle de la survenue de son accident vasculaire : ... »je me suis trouvée à l'hôpital... En premier, d'abord j'étais en clinique et je suis venue après ici. J'étais en /fè/ j'étais dans ... j'étais chez moi en train de ... je conduisais ma voiture, ça a commencé comme ça.

– « Alors vous n'étiez pas chez vous ? »

– « Non j'allais à la /kémine/ (ce mot est prononcé en baissant la voix et en hésitant, comme si elle n'était pas sûre du mot, et rappelons qu'elle est infirmière dans une clinique).

– « à la ? » (je l'oriente vers une recherche du mot substitué)

– « à, dans, là où je travaille, c'est une /form/ (sa mimique indique qu'elle n'est pas sûre du mot)

– « vous travaillez, vous êtes en activité ? »

– « Je suis /form/... je suis infirmière. Alors j'y allais et tout d'un coup, j'ai vu / san.../ (elle renonce au mot)

... j'arrivais plus à fermer, je me suis arrêtée et ... à respirer, ce que je faisais, puis tout d'un coup, je me reconnaissais plus. Et je suis repartie...

J'ai /u/ (elle ne fait qu'ébaucher la voyelle sans la sonoriser) oui j'ai eu juste le temps d'ouvrir la voiture, de rentrer ... et de voir l'infirmière ».

Au cours de cette conversation, nous lui demandons si elle est d'accord pour une rééducation et elle répond.
« oui pour retrouver mes /formules/ mes /fe/ mes /fe/... mes capacités » (la voix s'est abaissée pendant la recherche et a repris force sur le dernier mot. Quand nous l'interrogeons sur sa profession elle dit « j'ai toujours été infirmière depuis l'âge de ... 12 ans non 17... 19 ans).

4.2.2 La répétition

Elle répète facilement un mot ou un logatome de deux ou trois syllabes simples. L'allongement et la complexité syllabiques augmentent le nombre d'erreurs. On observe peu de différence entre mots et logatomes exemples chapiteau + kardibu +. Pour le mot vestibule elle prononce /vist/ 4 fois de suite puis /vestibol/. Lorsqu'on intercale des pauses entre chaque syllabe, d'environ 2", les mots de 4 syllabes sont alors répétés sans erreurs. Par exemple con-for-mé-ment. Les logatomes sont aussi facilités. On observe l'effet inverse si on interpose des intervalles de temps entre les mots d'une phrase.

Les résultats rapportés sur le profil vont dans le sens de ce qui est généralement observé dans l'aphasie de conduction, avec cependant une supériorité pour les mots dans le cas présenté. Les réponses sont correctes pour 80 % des mots, 20 % des phrases courtes, 0 % des phrases longues.
Exemple de répétition de phrase : Les vaches vont boire au ruisseau ⟶ les vaches veulent brouer, les vaches veulent boire, du, boire, au... (elle ajoute : j'ai oublié).

4.2.3 Le complètement de proverbes

Cette épreuve ne provoque pas la production du mot manquant. C'est ce que nous avons traduit par une absence de dissociation automatico-volontaire.

Dans une telle structure relevant d'une successivité phrastique notre sujet n'est pas davantage en mesure de passer avec succès par la voie phonologique.

Exemples :

Rira bien qui rira ...⟶ « qui rira... qui rira. »

Rien ne sert de courir il faut ...⟶ « rien ne sert... ne sert... il faut passer... passer.

Pierre qui roule n'amasse...⟶ amos... amasse apos, balle, je veux l'écrire ! »

Pour Frère Jacques, l'air est juste mais elle dit « sonnez les canons ! »

4.2.4 La dénomination

La dénomination est très déficitaire, avec une réussite totale des actions à laquelle s'oppose un échec total pour les chiffres, donc de leur lecture soit 20 % de réponses correctes.

Les erreurs : le profil (voir annexe 1 et 2) rend bien compte du fait que le trouble expressif se traduit essentiellement par des paraphasies et non par des omissions. Si le langage spontané et surtout la description d'image sont assez bien préservés (voir corpus de description en fin de chapitre) la répétition et la dénomination accumulent près d'une quarantaine de paraphasies phonémiques, néologiques, verbales.

La compréhension est à 6,2/7, elle est quasi-normale comme il est habituel dans les aphasies de conduction.

4.2.5 La lecture

Le déficit phonologique va en croissant dans l'expression spontanée, la répétition des mots, la dénomination, la répétition de phrases pour culminer dans la mise en correspondance graphème-phonème.

En effet on observe une alexie littérale de type dyslexie profonde exemple : a ⟶ an c ⟶ café M ⟶ a ? « je ne sais pas le dire » e ⟶ t an ⟶ i y ⟶ Yves z ⟶ zinc. Le recours à une stratégie lexicale n'est pas davantage efficace pour la lecture des mots, aussi simples soient-ils, exemples : chat ⟶ chien. maison ⟶ mo, mélu, mamon, mazon, lait ⟶ frin, blanc.

4.2.6 Épellation

Ses performances à l'épellation sont très réduites. Cependant on peut noter qu'une aide partielle peut être apportée par le recours au lexique orthographique. En effet ayant complété l'épreuve d'épellation du B.D.A.E, nous avons pu constater que l'épellation s'appuie sur des groupements morphologiques caractérisés qui entrent dans l'orthographe d'usage, par exemple l'épellation correcte du mot /château/ alors qu'elle échoue pour les mots d'orthographe régulière par exemple : /baratin/. Au niveau plus élémentaire, la fusion syllabique est assez aléatoire et désautomatisée.

4.2.7 La transcription écrite

La dictée est bien meilleure que la lecture. Elle respecte l'orthographe d'usage, exemples : lunettes, liberté, aiguille, agenda. Elle peut écrire aussi des logatomes.

Exemples rapsu + locabo + forel + surjas + (elle écrit surgeasse).

4.2.8 Le décodage phonologique

Le fait d'écrire sous dictée des logatomes montre déjà qu'elle ne présente pas de surdité verbale. Et elle discrimine des différences inter-phonémiques de un trait sur des logatomes de plusieurs syllabes qui lui sont présentées par paires minimales suivant la consigne de réponse pareil – pas pareil.

4.2.9 L'encodage phonologique

On constate un grand nombre d'erreurs dans les logatomes répétés ainsi qu'il est habituel, mais dans la grande majorité des cas il s'agit d'une présentation de petites séries de différences interphonémiques de seulement un trait.

4.2.10 La désignation de lettres

Si la lecture de lettres est quasi impossible, la désignation, elle, est tout à fait correcte, ce qui exclut une alexie littérale de type agnosique.

4.2.11 Interprétation des résultats

Le trouble du phonème est bien celui du moment du passage d'un versant à l'autre, en situation d'oralisation : elle entend bien et répète mal ; en lecture à haute voix, elle identifie le graphème mais ne trouve plus son articulème correspondant. Nous vérifions que le trouble de la conduction est un trouble de passage d'un versant à l'autre, un trouble de la « transposition » qui affecte le langage oral comme le langage écrit.

4.3 Rééducation

Nous avons donné la priorité au déficit phonologique dans la modalité où il est le plus troublé : la lecture de la lettre. Nous avons utilisé un jeu de lettres mobiles qu'elle a réappris à dénommer. Des dictées de lettres ont aidé au réapprentissage. Elle s'aidait d'elle-même en énonçant parfois à haute voix c'est /p/ comme pomme /b/ comme banane. Dès qu'une lettre était réinstallée, nous entraînions la fusion syllabique en ordre direct et indirect.

La désignation de lettres et de syllabes n'a posé aucune difficulté. La réacquisition de la lecture a été rapide, elle s'est faite selon une progression d'apprentissage strictement analytique : lettres isolées, syllabes quelconques, syllabes sensibles, faisant apparaître des difficultés de sélection phonémique m-n p-t t-q on-an etc. C'est alors que nous avons dû mettre en œuvre une aide du contrôle articulatoire. Nous avons utilisé une présentation couplée des schémas des articulèmes qu'elle confondait, avec les planches (annexe chapitre 11). Ce procédé a permis une prise de conscience du ciblage, elle nous a dit alors qu'elle ne savait pas toujours où était sa langue quand elle voulait dire un son. Puis l'entraînement à une incitation intentionnelle des articulèmes a été systématisé de la façon suivante : nous pointions un schéma sur la planche récapitulative et elle le dénommait. Les fusions syllabiques ont suivi, nous avons progressivement réduit le temps de latence de la réponse.

Nous avons visé ensuite une mémorisation sérielle en augmentant le nombre de schémas pointés. L'exercice était constitué de petites séries. Pour chacune des séries, chaque logatome comportait une syllabe commune, seules les deuxième et troisième syllabes variaient, par exemple : cormizé, corchafou, corplomu. L'allégement réalisé ainsi dans la recherche des articulèmes lui permettait une meilleure canalisation de la mémoire à court terme, la sélection cédant la place au travail de la sériation.

Lorsque nous avons proposé des logatomes de 5 ou 6 syllabes, nous avons marqué des pauses entre chacune qui permettaient une syllabation intériorisée, nous référant à la facilitation que nous avons observée lors du bilan.

L'anomie ou l'amnésie proprement dite a aussi été prise en compte, à la manière dont elle est traitée dans une aphasie amnésique. Nous lui demandions d'écrire une série de mots sur un thème, un sujet quelconque, de les apprendre par cœur et de la restituer à la séance suivante, en exigeant l'exactitude de l'ordre.

Elle est passée rapidement de 3-4 mots à 7-8 mots après six mois de rééducation.

La progression de la lecture : après le rétablissement d'une lecture à un niveau de déchiffrage, lente mais correcte, nous avons poursuivi dans trois directions.

1. La voie phonologique a mis en œuvre la sériation de logatomes, et entraîné la mémoire à court terme
2. La lecture phrastique a exercé la mémoire logique, avec une aide par présentation verticale des mots. Cette disposition permet une plus grande rapidité de compréhension et s'oppose à celle de la lecture par la voie phonologique.
3. Le compte-rendu oral d'une lecture silencieuse.

La récupération était presque achevée 6 mois après l'A.V.C. quand la rééducation a été arrêtée. Il restait à obtenir une lecture plus rapide, mais l'expression orale s'était normalisée, et la patiente relisait des romans.

Description image (voir annexe 1, chapitre 2)
... Voilà, je vois deux enfants et une maman. Les enfants font... ah... une fillette, un garçon turbulent... La petite fille qui rit... le garçon est en train de tirer les ga – t... les gâteaux et son tabour (o) ...ta-bou-ro... son ta...bouret... et va tomber. Pendant ce temps la maman est en train d'essuyer la vaisselle et ya...ya l'eau qui déborde, de l'eau par terre... elle a la tête retournée et elle ne voit pas ce que font les enfants... elle ferme pas le robinet... elle laisse couler et elle passe son temps à regarder par la fenêtre ...Voilà.

4.4 Commentaire du profil Z- score en comparaison avec le profil type (figure 5) donné en référence dans le manuel HDAE (voir annexe 3)

Les profils sont superposables pour la compréhension.

On constate les points de divergence suivants :

- pour l'expression : contrairement au sujet type, notre patiente a une mauvaise réalisation arthrique, épreuve 06 et un échec total à la récitation épreuve 10 : les fins de proverbes. Les difficultés de ciblage phonémique dans une situation d'expression automatique rendent compte de l'échec dans ces deux épreuves. A l'opposé le sujet type a des performances inférieures en expression volontaire c'est-à-dire en répétition. On peut conclure que CCD est plus afférent-kinesthésique que le patient de référence.

  Les capacités de dénomination de notre sujet sont abaissées à cause d'une anomie amnésique.

  Au total le nombre de paraphasies produites est équivalent pour les deux sujets.
- pour le langage écrit : La compréhension semble, à première vue, conservée chez les deux, puisque, pour notre patiente, seulement deux items sur dix sont au-dessous de la moyenne. En réalité les épreuves 27, mots épelés et 31 écriture automatique, traduisent la dyslexie profonde de CCD. Il en est de même pour la discrimination littérale, mais dans une moindre mesure, parce qu'elle a été rééduquée dès l'hospitalisation, avant qu'on établisse un bilan systématique.

HDAE-E

Nom : Madame C.C.D.

PROFIL TYPOLOGIQUE DU LANGAGE SPONTANE

PARAMÈTRES : définis de façon expérimentale et corrélés à la localisation de la lésion responsable
PARAPHASIES : description ou dénomination permettant de diversifier aphasie mixte (anomie) conduction - amnésie de Pitres

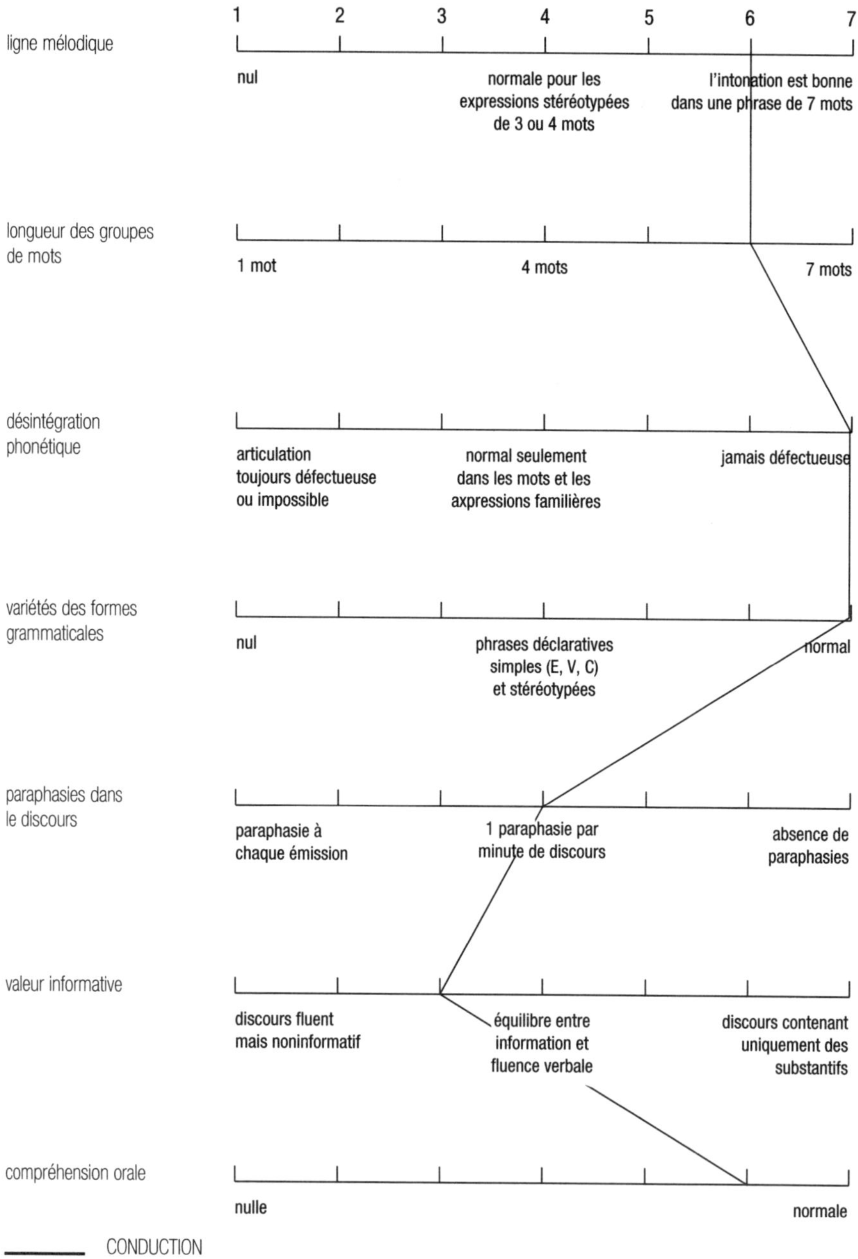

Madame CCD

Profil Z-score à établir d'après les subtests de 02 à 36

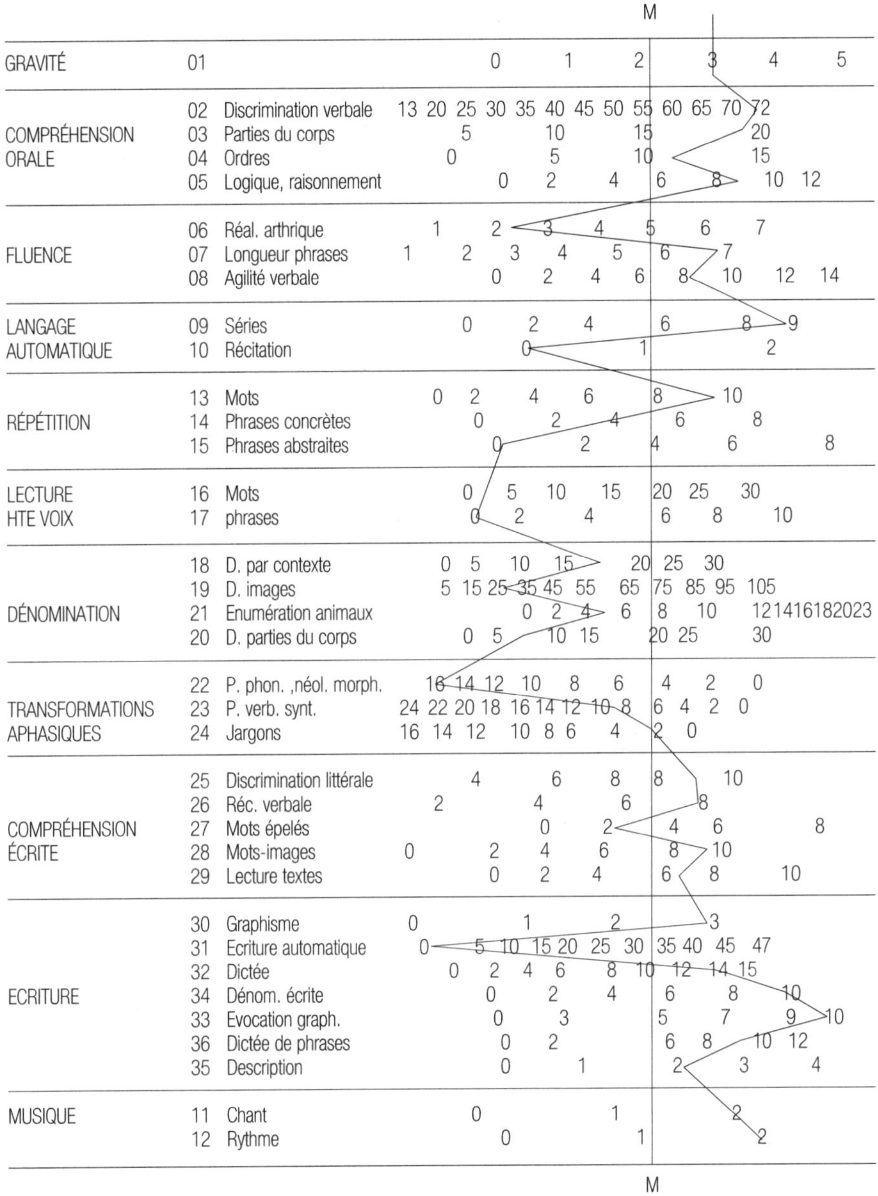

Profil de référence du manuel

Profil Z-score à établir d'après les subtests de 02 à 36

			M
GRAVITÉ	01		0 1 2 3 4 5
COMPRÉHENSION ORALE	02	Discrimination verbale	13 20 25 30 35 40 45 50 55 60 65 70 72
	03	Parties du corps	5 10 15 20
	04	Ordres	0 5 10 15
	05	Logique, raisonnement	0 2 4 6 8 10 12
FLUENCE	06	Réal. arthrique	1 2 3 4 5 6 7
	07	Longueur phrases	1 2 3 4 5 6 7
	08	Agilité verbale	0 2 4 6 8 10 12 14
LANGAGE AUTOMATIQUE	09	Séries	0 2 4 6 8 9
	10	Récitation	0 1 2
RÉPÉTITION	13	Mots	0 2 4 6 8 10
	14	Phrases concrètes	0 2 4 6 8
	15	Phrases abstraites	0 2 4 6 8
LECTURE HTE VOIX	16	Mots	0 5 10 15 20 25 30
	17	phrases	0 2 4 6 8 10
DÉNOMINATION	18	D. par contexte	0 5 10 15 20 25 30
	19	D. images	5 15 25 35 45 55 65 75 85 95 105
	21	Enumération animaux	0 2 4 6 8 10 121416182023
	20	D. parties du corps	0 5 10 15 20 25 30
TRANSFORMATIONS APHASIQUES	22	P. phon. ,néol. morph.	16 14 12 10 8 6 4 2 0
	23	P. verb. synt.	24 22 20 18 16 14 12 10 8 6 4 2 0
	24	Jargons	16 14 12 10 8 6 4 2 0
COMPRÉHENSION ÉCRITE	25	Discrimination littérale	4 6 8 8 10
	26	Réc. verbale	2 4 6 8
	27	Mots épelés	0 2 4 6 8
	28	Mots-images	0 2 4 6 8 10
	29	Lecture textes	0 2 4 6 8 10
ECRITURE	30	Graphisme	0 1 2 3
	31	Ecriture automatique	0 5 10 15 20 25 30 35 40 45 47
	32	Dictée	0 2 4 6 8 10 12 14 15
	34	Dénom. écrite	0 2 4 6 8 10
	33	Evocation graph.	0 3 5 7 9 10
	36	Dictée de phrases	0 2 6 8 10 12
	35	Description	0 1 2 3 4
MUSIQUE	11	Chant	0 1 2
	12	Rythme	0 1 2

M

14

Les aphasies dérivées de la conduction

Définition et caractères généraux

L'absence de consensus des auteurs pour décrire et définir la notion de « Conduction » crée un problème théorique certain, qui retentit sur la pratique rééducative. Nous proposons ce chapitre comme la contribution à une approche taxonomique.

Nous nous appuyons sur l'observation clinique et sur la récupération de madame C.C.D., notre exemple illustratif (voir chapitre 13), pour montrer que l'aphasie de conduction n'est pas une aphasie expressive au même titre qu'une aphasie de type « Broca » ou apparentée ou encore de type kinesthésique parce que les perturbations de base semblent hétérogènes.

1 Disparité des perturbations

Le terme de Conduction fait l'accord entre certains aphasiologues qui reconnaissent en même temps une disparité des signes. Mais il est rare que l'ensemble de la symptomatologie fasse l'unanimité. Certains privilégient une ou plusieurs de ses composantes selon la classification qu'ils ont choisie, d'autres préfèrent individualiser des syndromes distincts. Les variations observées d'un tableau de Conduction à l'autre rendent compte de la difficulté terminologique.

Nous pensons avoir montré dans le bilan la richesse de la Conduction. Dans le cas cité, (Madame CCD) il nous est apparu que les perturbations responsables pouvaient correspondre à l'instabilité du passage de l'information phonologique du versant décodage au versant encodage, c'est-à-dire au niveau de la boucle audi-phonatoire. Ce circuit règle l'automatisme de la mise en correspondance phonème-articulème, et phonème-graphème. Après rééducation du trouble majeur, une grande partie de la symptomatologie a disparu, mais l'anomie ne s'était résolue qu'en partie. Il subsistait une aphasie amnésique de Pitres que nous avons rééduquée à son tour c'est-à-dire après le rétablissement de la compétence phonologique.

2 La conduction définie comme aphasie mixte

2.1 Il nous est apparu que dans l'aphasie de Conduction, **quatre syndromes** peuvent coexister :

- La surdité verbale et l'acoustico amnésie (réceptives)
- L'afférence kinesthésique et l'amnésie (expressives).

On peut les considérer comme syndromes indépendants parce que les perturbations primaires sont différentes. Elles répondent à une double dichotomie. La première pour distinguer les deux versants du langage : réception/ expression, la seconde pour différentier les perturbations sélection /sériation.

- 1re dichotomie : Les deux versants du langage :
  - L'Aphasie de réception où rentrent la surdité verbale et l'acoustico-amnésie.
  - L'Aphasie d'expression dont relèvent l'afférence kinesthésique et l'amnésie.
- 2e dichotomie :
  - le trouble de la sélection : celui de la surdité verbale et de l'afférence-kinesthésique.
  - le trouble de la sériation : pour l'acoustico-amnésie et l'amnésie.

Lorsque l'expression spontanée n'est pas caractérisée par les conduites d'approche habituelles, il arrive qu'on classe l'aphasie de conduction comme une aphasie mixte. Or il existe des formes d'aphasie de conduction sans conduite d'approche.

2.2 L'ambiguïté du terme « aphasie mixte »

Les aphasies globales qui perdent de leur sévérité sont aussi appelées mixtes parce qu'elles cumulent les deux aphasies canoniques : une expression Broca et une compréhension Wernicke.

On constate ainsi qu'une même terminologie est utilisée pour qualifier des aphasies hétérogènes par leurs perturbations responsables.

Hétérogénéité qui est corrélée à l'anatomie : Les aphasies mixtes, croisées selon la deuxième dichotomie, sont peu sévères et correspondent à des lésions limitées, dites centrales, situées dans la partie médiane de la zone du langage ; les aphasies mixtes globales sont très sévères et correspondent à des lésions beaucoup plus étendues qui intéressent les deux pôles de la zone du langage, et souvent tout le territoire sylvien superficiel.

15

Remarques terminales

1 Le bilan – Les buts

Les patients aphasiques de notre service sont examinés systématiquement avec le test B.D.A.E : Boston, Diagnostic, Aphasia, Examination et avec sa traduction française HDAE, comme le montrent les cas illustratifs.

1.1 Instrument de diagnostic

Le bilan aphasique doit être traduit par un profil typologique, c'est-à-dire que les paramètres ou unités sémiologiques retenus sont définis de façon expérimentale, validés sur une population aphasique et corrélés à la localisation de la lésion responsable. Sa conception s'oppose à celle d'une échelle de niveau de langage qui établit un niveau de gravité du déficit linguistique par rapport à la population normale.

On observe alors une superposition des profils pour les aphasies de même type. A contrario lorsqu'un profil est hors norme, l'aphasie est définie comme atypique, mais la distribution des performances est appréciée par rapport au profil type qui s'en rapproche le plus.

1.2 Instrument de mesure aphasiologique

Le bilan aphasique ainsi conçu permet de définir le type de l'aphasie, sa sévérité, son évolution, le principe directeur de la rééducation.

1.3 Le profil du langage spontané.

Les conditions d'une passation exhaustive de l'examen permettant d'établir un bilan ne sont pas facilement remplies. L'aphasique doit affronter une situation d'échec dont il ne comprend pas bien l'intérêt, et la passation peut exiger plusieurs heures. Or le rééducateur est face à une double urgence. D'une part il est confronté à la détresse de l'aphasique qui demande à reparler immédiatement. D'autre part il ressent l'urgence de son intervention, non seulement par la nature même de l'approche rééducative, mais parce que la précocité de l'intervention détermine la qualité de la récupération. L'orthophoniste est toujours soucieux de raccourcir le temps qui sépare de la récupération.

Un simple examen comportant le langage spontané au cours d'un entretien, la description d'une image et l'exécution d'ordres (des trois papiers de Pierre Marie par exemple), permet de différer le bilan complet et de commencer la rééducation. On peut déjà prendre en compte les paramètres suivants : la prosodie, la fluence, la grammaticalité, la valeur informative, la nature phonétique ou phonémique des erreurs, et un niveau approximatif de la compréhension. L'expérience permet d'individualiser facilement les aphasies polaires.

2 La rééducation – Les principes

2.1 Le traitement du trouble prédominant : principe directeur de la rééducation

Le profil typologique tel que nous l'avons décrit, fait culminer une rubrique linguistique dans laquelle les items sont tous affectés plus ou moins sévèrement. C'est le trouble prédominant du tableau aphasique. Il correspond à la perturbation primaire responsable. La rééducation vise directement le trouble qu'elle occasionne. Quand d'autres rubriques culminent également, l'aphasie se présente comme une association de types aphasiques et les troubles prépondérants sont rééduqués parallèlement. Si la conduite rééducative est correcte, les troubles secondaires disparaissent d'eux-mêmes. Les performances résiduelles mises à jour dans le bilan ne sont éventuellement utilisées qu'à titre de facilitation provisoire.

2.2 La sélectivité des techniques

Une technique peut agir sur la fonction linguistique détériorée ou disparue si elle est utilisée dans de bonnes conditions. Elle réactive ou installe un processus neurophysio linguistique. Si ce processus ne se différencie pas de processus voisins qui peuvent interférer, la technique est non seulement inefficace mais nocive parce qu'elle crée des conduites compensatoires parasitaires. C'est la raison d'une sélectivité des exercices rééducatifs.

2.3 La spécificité des techniques

La spécificité est dictée par le type de l'aphasie. Elle détermine le contenu de la tâche proposée.

2.4 La systématisation et l'automatisation de la technique

L'aphasique mémorise difficilement une tâche linguistique. Aucune technique n'est acquise d'emblée, qu'elle relève de la stimulation ou de l'apprentissage. On propose un grand nombre d'exercices d'application en variant le matériau mais de même nature jusqu'à ce que l'exécution soit automatisée.

2.5 La progression rééducative

La rééducation suit un ordre de progression.

La dissolution des valeurs linguistiques se fait dans l'ordre inverse de leur installation ontogénétique. On constate que le langage archaïque, le plus entraîné et automatisé, le plus courant et le plus simple résiste mieux à la pathologie. De la même façon le langage automatique résiste mieux à la pathologie que le langage volontaire. Ces caractères de l'aphasie s'expriment dans le principe de dissociation automatico-volontaire de Baillarger et Jackson. La rééducation tient compte des dissociations observées : le matériau linguistique proposé respecte l'ordre hiérarchique et d'installation des structures et les degrés de sévérité.

2.6 Les médiations facilitatrices

Le langage résiduel, épargné ou accessible, peut constituer dans certains cas une facilitation pour accéder aux niveaux plus volontaires. La facilitation est alors une stratégie médiative provisoire, telle que l'utilisation de fins de phrases pour aider l'encodage de « l'agrammatique » ou la présentation du mot écrit pour soutenir le décodage chez le « Wernicke ». Mais elle peut aussi être négative, comme l'ébauche orale ou la lexicalisation des logatomes. La facilitation peut être une conduite parasitaire spontanée comme la stéréotypie qu'il faut immédiatement inhiber.

Les médiations facilitatrices doivent être utilisées judicieusement.

2.7 La relation thérapeutique

Une relation de confiance est nécessaire. Elle dépend entièrement des qualités de personne soignante dont l'orthophoniste est capable.

3 Les méthodes rééducatives

La méthode présentée dans cet ouvrage peut être considérée comme une méthode classique. Elle est basée sur un modèle neurophysiopathologique, et l'approche rééducative est anatomoclinique.

Il existe d'autres approches rééducatives d'ordre psychologique, linguistique et cognitif auxquelles il nous est arrivé de faire des emprunts. Parmi ces techniques citons :

- La mélodie thérapie (MIT : Melodic Intonation Therapy crée par Sparks (1976) et développée par Van Eeckout (1978) Elle est utilisée dans les aphasies expressives très sévères ;
- La PACE : Promoting Aphasic's Communicative Effectiveness crée par Davis et Wilcox (1981) utilisée dans l'aphasie totale ;
- La Thérapie du manque du mot à démarche cognitive, adaptée par Bachy à partir des travaux de Morton(1982) utilisée dans les aphasies amnésiques.
- Les méthodes qui s'appuient sur l'ordinateur sont préconisées dans les aphasies totales, par exemple le C-VIC : système substitutif de communication visuelle sur micro-ordinateur de S. Chomel de Varagnes.

4 Conclusion

L'Aphasie, quelle que soit sa typologie, est la conséquence d'une lésion acquise et indélébile du cerveau. Actuellement des interventions chirurgicales, des traitements médicaux préviennent un certain nombre d'accidents cérébraux susceptibles d'entraîner une aphasie. Mais l'Aphasie reste une pathologie non maîtrisée, et son seul traitement, aussi insuffisant qu'il apparaisse, est orthophonique. On peut espérer améliorer les résultats de la rééducation en affinant encore la recherche clinique. L'histoire de l'aphasiologie le prouve : plus on individualise les formes de l'Aphasie, mieux on la décrit et mieux on sait restaurer les valeurs linguistiques perdues.

Nous avons présenté dans cet ouvrage, à travers une méthode et des techniques, une manière de rééduquer le langage de l'aphasique. Mais la restauration du langage ne dépend pas exclusivement de la thérapeutique. Un trop grand nombre de facteurs concourent à la récupération, et il est impossible de contrôler l'incidence de leur combinatoire factorielle.

Une part nous incombe cependant, c'est notre compétence professionnelle indissociable de notre capacité technique. Elle donne la volonté d'accompagner l'aphasique, aussi difficile que ce soit et aussi longtemps qu'il le demande. Pour soutenir son espoir, il faut aussi lui apporter notre ferveur.

Petit lexique aphasiologique

Agrammatisme C'est la disparition ou perte importante de la grammaticalité du langage. Il touche essentiellement le versant expressif mais peut retentir sur les capacités de compréhension grammatico-syntaxique.
Les mots fonctionnels, dont la signification est en grande partie déterminée par le contexte phrastique, tendent à disparaître : ainsi les désinences verbales, prépositions, conjonctions etc.
La composition de la phrase est réduite, constituée habituellement de 6 à 7 mots, elle n'en comprend plus qu'un ou deux. On évoque pour la caractériser : le style télégraphique : à la fois court et informatif.
Exemple : un « agrammatique » auquel on demandait ce qu'il avait fait pendant la matinée répondit : « café ... journal » (j'ai bu mon café, et j'ai lu le journal).
Le verbe réapparait d'abord à la forme infinitive.

Anosognosie C'est la perte de conscience du trouble.
Cette manifestation n'est pas propre à l'aphasie.
Elle varie en constance et en intensité, selon le type d'aphasie, les circonstances, et les caractéristiques individuelles.
L'anosognosie culmine dans l'aphasie de Wernicke.

Aphasie Perte totale ou partielle des capacités verbales des deux versants du langage : la compréhension et l'expression, faisant suite à une lésion du cerveau.

Dans la très grande majorité des cas, cette lésion se situe dans une plage étendue du cortex de l'hémisphère gauche appelée « la zone du langage ».

Aprosodie Trouble de compréhension et d'expression des effets de voix produits dans la parole.
On évoque une double origine :
- articulatoire : la gestualité des organes phonateurs,
- émotionnelle : le système limbique.

La voix peut être étudiée sous le rapport de ses caractères physiques : hauteur, durée, intensité, et sous celui de critères linguistiques : la courbe intonative. L'étude phonétique instrumentalisée permet d'en caractériser les divers paramètres.
L'aprosodie est provoquée par une lésion de l'hémisphère droit et par conséquent, absente de l'aphasie.
On doit opposer aprosodie/dysprosodie.

Dysprosodie ou désintégration phonétique C'est un trouble expressif.
Dans la chaine parlée il y a interaction, combinaison des « traits prosodiques » des phonèmes.
La prononciation de la langue répond aux règles d'organisation qui régissent cette langue.
Dans la dysprosodie, la combinatoire des sons linguistiques est entravée, les phonèmes sont altérés ainsi que la structure syllabique.
On peut observer diverses manifestations du trouble qui apparaissent toujours comme des difficultés à prononcer correctement le sons de la langue : bredouillement, ou scansion exagérée, ralentissement ou précipitation, pseudo-accents étrangers, etc.
Ces déviations articulatoires d'ordre prosodique sont étudiées avec des instruments acoustiques qui permettent la comparaison avec l'articulation normale.
Ces termes reçoivent leurs équivalents lorsque l'on considère l'étage physiologique des perturbations : les troubles arthriques, la désintégration de type parétique et la désintégration de type dystonique.

Dyssyntaxie ou paragrammatisme.
Utilisation incorrecte ou approximative de la grammaticalité de la phrase, sous le rapport du choix des mots dits fonctionnels ou de la construction de la phrase.
Exemple : « Voyez, depuis, je suis 11 ans en retraite ».

Jargon L'expression jargonnée comporte des erreurs en nombre tel que l'interlocuteur ne la comprend pas.
Elles sont de deux ordres :
- phonémiques : les sons constitutifs des mots sont mal choisis, c'est-à-dire généralement substitués ou encore omis ou surajoutés.
- lexico sémantiques : les mots sont remplacés par d'autres.

Lorsque les productions ne peuvent être reconnues comme des mots appartenant à la langue par accumulation d'erreurs phonémiques et/ou sémantiques on se trouve en présence de néologismes.
On distingue classiquement trois types de jargon, selon une prédominance d'un type d'erreurs :
1. *jargon paraphasique* :
les mots sont utilisés comme s'ils avaient tous les sens possibles, c'est-à-dire aucun : effet de polysémie.
Exemple : « il a pris le maître, oui, vraiment, voleur, comme ça... »
2. *jargon asémantique ou néologique* :
les mots sont « créés », ils n'existent pas dans la langue.
« En effet, les restonnes, elles cramballent jusqu'ici ... voilà... ».
3. *jargon indifférencié* :
« a ti to ti ... ti to ti
« oui, comme ça, un deux ... alors un, deux ... »
productions répétitives, très pauvres.
En pratique, on observe des jargons où les formes sont imbriquées.

Logorrhée Surabondance expressive s'opposant à une expression réduite. Le patient invité à parler semble perdre le contrôle de son flux expressif qu'il ne canalise pas, et qu'il arrête difficilement.
Dans une expression logorrhéique, l'information est pauvre et manque de concision.
« Le manque du mot » sous-tend cette conduite expressive.

Manque du mot Ce terme est d'abord un équivalent du terme aphasie. Le manque du mot prend une forme différente selon le type de l'aphasie.
Il concerne la perte des différentes catégories grammaticales, déficit lexical et grammatical à la fois et il renvoie

aux conduites erronées qui viennent se substituer tant dans la compréhension que dans l'expression verbale.
Ce terme a aussi une acception plus spécifique quand il s'applique à un type d'aphasie appelée l'aphasie amnésique de Pitres ou Anomie.
Le manque du mot signifie alors la perte de la capacité à évoquer les noms : les noms propres et les noms des choses alors que les autres mots sont normalement émis.

Néologisme Le mot émis, pourtant bien articulé, n'apparait pas à l'auditeur comme un mot existant dans la langue.

Paraphasie phonémique ou paraphasie littérale

Dans un mot, un phonème est remplacé par un autre.
Un même mot peut subir plusieurs substitutions qui cependant permettent que l'auditeur l'identifie, souvent grâce au contexte.
les phonèmes ajoutés, omis, déplacés sont aussi considérés comme des paraphasies phonémiques.
Exemples : baguette ⟶ balette
escalator ⟶ scatélère.

Paraphasie verbale ou paraphasie nominale

Un mot est remplacé par un autre mot :
photo ⟶ chemin
Si le mot de remplacement conserve un rapport de signification on parle de paraphasie verbale sémantique :
fourchette ⟶ cuillère
Si le mot de remplacement conserve un rapport de forme phonique on parle de paraphasie verbale morphologique :
tasse ⟶ face.

Stéréotypie L'expression verbale se ramène à un seule production, toujours la même, quelles que soient les circonstances linguistiques.
Le plus souvent réitération d'une ou deux syllabes : par exemple : « ma ma » ou « ama » ou « to to ».
L'adverbe « oui » est souvent utilisé.
Il peut s'agir d'une phrase complète.

Répertoire des tests cités

Goodglass, H., Kaplan, E., (1972), *Boston Diagnostic Aphasia Examination* (test de)
Echelle française Mazaux, J.M., Orgogozo, J.M.,
E.A.P. : éditions scientifiques et psychologiques
92130 Issy les Moulineaux

Wechsler, D., (1969), *Échelle clinique de mémoire* (test de)
Centre de Psychologie Appliquée
48 avenue Victor Hugo
75116 Paris

Ducarne de Ribaucourt, B., (1976), *Examen de l'Aphasie* (test de)
Édition du Centre Psychologie appliquée
48 avenue Victor Hugo
75116 Paris

Agniel, A., Joanette, Y., Doyon, B., Duchein, C., *Protocole d'Évaluation des gnosies auditives et visuelles PEGA-PEGV* (test de)
L'ortho édition
76, rue Jean Jaurès
Molinghem
62330 Isbergues

Nespoulous, J.L., Lecours, A.R., Lafond, D., Lemay, A., Duel, M., Joanette, Y., Cot, F., Rascol, A. (1992), *Protocole Montréal-Toulouse d'examen linguistique de l'aphasie M.T. 86* (test de)
Edition révisée par Beland, R., et Giroud, F.,
L'ortho édition
76, rue Jean Jaurès
Molinghem
62330 Isbergues

De Renzi et Vignolo (1978), *Token-test* (test de)
Clinica Delle Malattie Nervose et Mentale
Universita di Milano

Bibliographie

ALAJOUANINE T. (1968), 5. Groupements anatomo-cliniques et classifications de l'aphasie (lésions et causes de l'aphasie), in : *L'aphasie et le langage pathologique*, Paris : J.B. Baillière et Fils, pp. 133-157.

BAYLON C., FABRE P. (1978), Sémantique et logique, in : *Sémantique*, Paris : Nathan, pp. 19-26.

CECCALDI. M, LANTERI. A, TOUZE. F, et PONCET M. (1991), Faut-il mettre le cerveau de P... en boîtes ? A propos des limites de l'utilisation des modèles type « boîtes » et « flèches » dans une aphasie de conduction de l'adolescent, in : *Revue de Neuropsychologie*, vol. 1, n° 3, 233-250, Marseille : ADRSC.

CHOMEL de VARAGNES S. (1991), C-VIC ; système substitutif de communication visuelle sur micro-ordinateur, in : Marie-Pierre de PARTZ et Michel LECLERQ (Eds), *La rééducation neuropsychologique de l'adulte*, Paris : Édition de la Société de Neuropsychologie de Langue Française, pp. 89-98.

COLTHEART M., BATES A., CASTLES A. (1991), Neuropsychologie cognitive et rééducation, in : Marie-Pierre de PARTZ et Michel LECLERQ (Eds), *La rééducation neuropsychologique de l'adulte*, Paris : Édition de la Société de neuropsychologie de Langue Française, pp. 1-17.

DAMASIO A. (1981), The nature of Aphasia : Signs and Syndromes, in : Martha Taylor SARNO (Ed), *Acquired Aphasia*, New York, London, Toronto, Sydney, San Francisco : Academic Press, pp. 51-66.

DAVIS G.A., WILLCOX M.J. (1981), Incorporating parameters of natural conversation in aphasia treatment, in : R. Chapey (Ed.), *Language Intervention Strategies in Adult Aphasia*, Baltimore : Williams & Wilkins.

DUCARNE DE RIBAUCOURT B. (1986), *Rééducation sémiologique de l'aphasie*, Paris : Masson, 1988, 2e éd.

DUCARNE DE RIBAUCOURT B. (1993), La rééducation des aphasies, in : *Langage et aphasie,* Bruxelles : De Boeck-Université, pp. 229-247.

DURIEU C. (1969), *La rééducation des aphasiques,* Bruxelles : Charles Dessart.

GARDNER H., ZURIF E.B., BERRY T., BAKER E. (1976), Visual Communication in Aphasia, *Neuropsychologia,* 14, 275-292, London : Pergamon press.

GIELEWSKI E.J. (1983), Acoustic Analysis and Auditory Retraining in the Remediation of Sensory Aphasia, in : Chris Code and D.J. Müller (Eds), *Aphasia Therapy,* London : Edward Arnold, pp. 138-145.

GOLDSTEIN K. (1948), PART TWO. Cases reports, Pathologic Anatomy, treatment, in : *Language and language disturbances,* New York : Grune and Stratton, pp. 189-344.

HATFIELD F.M., SHEWELL C. (1983), Some applications of Linguistics to Aphasia Therapy, in : Chris Code and D.J. Müller (Eds), *Aphasia therapy,* London : Edward Arnold, pp. 61-75.

HECAEN H. (1972), *Introduction à la neuropsychologie,* Paris : Larousse Université, pp. 10-33.

HOLLAND A.L. (1980), *Communicative Abilities in Daily Living,* Baltimore : University Park Press.

HOWARD D., HATFIELD F.M. (1987), *Aphasia Therapy Historical and Contempuary Issues,* London : Lawrence Erlbaum Associates.

HUSKINS S. (1983), Treatment of Articulatory Apraxia in Aphasic Patients, in : Chris Code and D.J. Müller (Eds), *Aphasia therapy,* London : Edward Arnold, pp. 128-137.

JAKOBSON R. (1980), *Langage enfantin et aphasie,* Paris : Flammarion, pp. 131-173 (1re éd. : Éditions de Minuit, 1969).

JEANNEROD M., HECAEN H. (1979), Restauration des fonctions du langage, in : M. JEANNEROD et H. HECAEN (Eds), *Adaptation et Restauration des fonctions nerveuses,* Villeurbanne : SIMEP, pp. 249-272.

JOANETTE Y., COT F., CYR-STRAFFORD G., HUBERT M., LAFOND D., LEMAY A. et LECOURS A.R. (1987), Intervention orthophonique auprès des aphasiques, in : M.I. BOTEZ (Ed), *Neuropsychologie. Clinique et neurologique du comportement,* Montréal et Paris : Les Presses de l'Université de Montréal et Masson, pp. 383-393.

LANTERI A. (1978), La rééducation de l'aphasie de Wernicke, in : *Rééducation orthophonique,* vol. 17, n° 103, 453-462, Paris : A.R.P.L.O.E

LECOURS A.R., PONCET M, PONZIO J., et RAMADE-PONCET M. (1979), Classification des aphasies, in : A.R. LECOURS, F. LHERMITTE (Eds), *L'Aphasie,* Paris et Montréal : Flammarion Médecine-Sciences et Les Presses de l'Université de Montréal.

LECOURS A.R., CODERRE L., LAFOND D., BERGERON M., et BRYANS B. (1979), Rééducation des aphasiques, in : A.R. LECOURS et F. LHERMITTE (Eds), *L'Aphasie,* Paris et Montréal : Flammarion Médecine-Sciences et les Presses de l'Université de Montréal.

LURIA A.R. (1978), *Les fonctions corticales supérieures de l'homme,* Paris : PUF.

NESPOULOUS J.L. (1980), Du trait au discours : les différents niveaux de structuration du langage et leur atteinte chez les Aphasiques, in : *Grammatica 7,* 1, 1-36, Toulouse : services des Publication de l'Université de Toulouse-le-Mirail.

PATTERSON K., PURELL C, and MORTON J. (1983), Facilitation of Word Retrieval in Aphasia, in : Chris Code and D.J. Müller (Eds), *Aphasia therapy,* London : Edward Arnold.

SCHUELL H., JENKINS J.J., JIMENEZ-PABON E. (1964), *Aphasia in Adults (Diagnosis, Prognosis and Treatment),* New York : Harper and Row.

SERON X. (1979), *Aphasie et neuropsychologie,* Bruxelles : Pierre Mardaga.

TAYLOR SARNO M. (1981), Recovery and Rehabilitation in Aphasia, in : M. Taylor Sarno (Ed), *Acquired Aphasia,* New York, London, Toronto, Sydney, San-Francisco : Academic Press.

VAN EECKOUT P., MEILLET-HABERER C., PILON B. (1979), Apport de la mélodie et du rythme dans quelques cas de réductions sévères du langage, in : *Rééducation orthophonique,* vol. 17, n° 108, 353-369, Paris : A.R.P.L.D.E.

VELLETRI GLASS A., GAZZANIGA M.. and PREMACK D. (1973), Artificial Language Training in Global Aphasics, in : *Neuropsychologia,* vol. 11, 95-103, England : Pergamon Press.

WILCOX M.J. and DAVIS G.A. (1983), *Pragmatics, PACE and Aphasia,* San Diego : College-Hill Press.

Table des matières

Imprimerie Duculot, B-6060 Gilly